SAUMYA PAUL
BHAVNA GUPTA
NEHA SHEORAN

CBCT CHEZ LES PATIENTS PÉDIATRIQUES

SAUMYA PAUL
BHAVNA GUPTA
NEHA SHEORAN

CBCT CHEZ LES PATIENTS PÉDIATRIQUES

La CBCT a été adoptée dans le secteur dentaire en raison de sa taille compacte, de son faible coût et de sa faible exposition aux rayonnements ionisants.

ScienciaScripts

Imprint

Any brand names and product names mentioned in this book are subject to trademark, brand or patent protection and are trademarks or registered trademarks of their respective holders. The use of brand names, product names, common names, trade names, product descriptions etc. even without a particular marking in this work is in no way to be construed to mean that such names may be regarded as unrestricted in respect of trademark and brand protection legislation and could thus be used by anyone.

Cover image: www.ingimage.com

This book is a translation from the original published under ISBN 978-620-3-41096-9.

Publisher:
Sciencia Scripts
is a trademark of
Dodo Books Indian Ocean Ltd. and OmniScriptum S.R.L publishing group

120 High Road, East Finchley, London, N2 9ED, United Kingdom
Str. Armeneasca 28/1, office 1, Chisinau MD-2012, Republic of Moldova, Europe
Managing Directors: Ieva Konstantinova, Victoria Ursu
info@omniscriptum.com

Printed at: see last page
ISBN: 978-620-3-51736-1

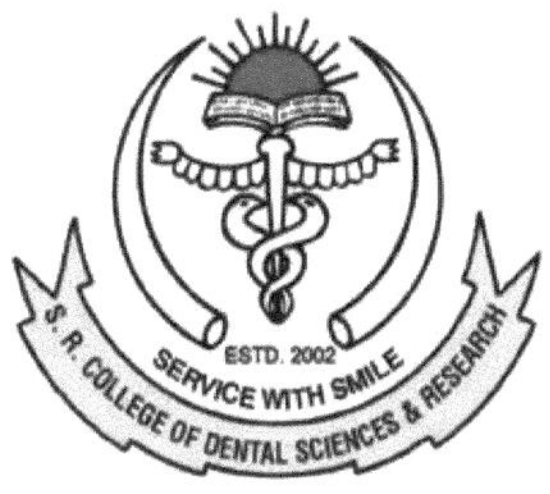

Dr. Saumya Paul

DR.BHAVNA GUPTA SARAF   **DRPOOJA SHRIVASTVA**

 SUPERVISEUR   **CO-SUPERVISEUR**

(HOD   **(MAÎTRE DE CONFÉRENCES)**

Cette revue de la bibliothèque est

consacrée à

Ma famille bien-aimée, mes guides

aimables

&

Chers amis

RECONNAISSANCE

Je remercie DIEU de m'avoir accordé le don de la vie et de m'avoir apporté toute l'aide nécessaire par ses belles créations dans cette entreprise qui est la mienne. Il m'a accordé ses dignes bénédictions, m'a accordé sa gentille grâce, m'a fourni la force, le courage et la bonne santé nécessaires pour atteindre ce stade et m'a permis de faire sortir ce manuscrit.

Je profite de cette occasion pour exprimer ma gratitude à mes professeurs. J'ai eu la chance de pouvoir compter sur un corps professoral loyal, dévoué et compétent. Comme toujours lorsqu'on leur demande, ils ont donné de leur temps, de leur énergie et de leur compétence de manière désintéressée. Ils ont répondu de manière constructive à mes demandes.

J'ai l'immense plaisir de transmettre ma profonde gratitude à mon guide respecté, le **Dr Bhavna Gupta Saraf, chef du département de** pédodontie et de dentisterie préventive du Collège Sudha-Rustagi des sciences et de la recherche dentaires de Faridabad, pour la permission, l'aide et les conseils qu'il m'a apportés dans la conduite de ce travail. Ses connaissances infinies, son attention personnalisée, son inspiration et ses encouragements constants et sa recherche de l'excellence ont contribué à me façonner en tant que professionnel. Je n'aurais pas pu imaginer avoir un meilleur conseiller et mentor, madame, je vous suis profondément reconnaissant et je vous remercie avec un sentiment de profonde gratitude.

Les mots me semblent insuffisants pour exprimer ma gratitude au **Dr Neha Sheoran, professeur** au département de pédodontie et de dentisterie préventive du collège Sudha Rustagi des sciences et de la recherche dentaires de Faridabad, pour les douleurs qu'elle a endurées et le travail qu'elle a accompli avec un visage joyeux afin de résoudre mes problèmes avec la plus grande force d'âme et de rendre mon projet possible. Être son étudiante est un fier privilège et j'apprécie éternellement la contribution de son équanimité et de sa patience pendant la période de réalisation de cette thèse. L'enthousiasme constant qu'elle m'a inculqué ne se limite pas seulement à ce travail, mais me mènera loin dans la vie.

Les mots me manquent pour exprimer ma gratitude au **Dr Aumir, lecteur au** département de pédodontie et de dentisterie préventive du collège Sudha Rustagi des sciences et de la recherche dentaires de Faridabad, pour ses encouragements, ses suggestions et ses idées, qui sont une source d'inspiration. Je lui suis redevable d'avoir laissé son intelligence, sa passion et son ambition se heurter à la mienne de manière désintéressée. Il n'est peut-être pas exagéré de dire que, sans ses connaissances encyclopédiques qui ont toujours aidé l'attitude, les idées, stimulé la critique et l'examen minutieux, le travail n'aurait pas vu le jour. **Shalini Garg**, **Naveeta Mittal** et **Lovekesh Pubreja** pour leur affection, leurs encouragements incessants, leur foi inébranlable en moi, leurs suggestions et idées pragmatiques et leur   volonté d'aider.

Je suis très reconnaissante au **Dr Pooja, maître de conférences au** département de pédodontie et de dentisterie préventive du collège des sciences et recherches dentaires Sudha Rustagi à Faridabad, un professeur au génie inspirant et à la générosité sans faille, pour ses conseils avisés, ses encouragements, sa supervision et ses commentaires constructifs tout au long de la réalisation de ma thèse.

Je remercie également le **Dr Priya, Sr. Professeur,** Département de pédodontie et de dentisterie préventive, Collège Sudha Rustagi des sciences et de la recherche dentaires, Faridabad. Ma gratitude sincère et mes humbles remerciements pour ses conseils, qui ont été la force motrice de ce travail.

Les mots me semblent insuffisants pour exprimer mes chaleureux remerciements à mes chers parents et à mon frère, ainsi qu'à

avec mes cousins et ma belle-sœur dont les sacrifices mémorables et les bénédictions les plus précieuses m'ont permis de recevoir une éducation. Ils m'ont soutenu comme des piliers de force et m'ont soutenu pendant cette étude.

Au début, reconnaître **DIEU** était un remerciement direct aux **membres de ma famille** qui sont mes piliers de force dans chaque épreuve de la vie, et dont les bénédictions les plus précieuses m'ont toujours aidé. Je le dédie à *mon grand-père, **M. DC Paul**, à mes parents, **Mme Anita Paul** et **M. Sunil Paul**, mon frère, **Satvik Paul**, pour leur amour du cœur et leur soutien sans faille dans toutes mes entreprises.*

Garima ***Kaushik, Garima Pandey, Shilpi Malik et Nazirul*** qui m'ont soutenu tout au long de mon voyage, ont été une source d'inspiration et m'ont appris à lutter contre les circonstances les plus sombres. Leur volonté de m'aider, leurs suggestions, leur expertise clinique et leurs précieux conseils m'ont toujours encouragé à faire de mon mieux dans mon travail. Les mots ne suffiront pas à les décrire.

Je tiens à remercier tout particulièrement le **Dr Mehak Anand**, le Dr **Gazalla, le Dr Nisha et le Dr Yashi, qui m'ont** toujours encouragé et aidé à atteindre cet objectif. **Megha Chawla** et **Siji Saji Elizabeth,** ainsi qu'à mes collègues juniors, les docteurs **Disha, Ritu et Shivani,** pour leur soutien et leur coopération sans réserve.

Enfin, j'exprime ma gratitude à tous ceux qui, directement ou indirectement, ont apporté leur précieuse coopération qui m'a permis de réaliser cette thèse.

Dr Saumya Paul

<u>TABLE DES MATIÈRES</u>

INTRODUCTION

INTRODUCTION

La découverte des rayons X en 1895 par Sir Wilhelm Conrad Roentgen a été une époque incroyable dans l'histoire de la médecine. Au cours des dernières décennies, l'imagerie diagnostique s'est révélée beaucoup plus raffinée grâce à l'ajout de diverses technologies d'imagerie aux principes physiques complexes. L'imagerie tridimensionnelle (3D) a évolué pour répondre aux exigences des technologies de pointe dans la délivrance du traitement et en même temps responsable de l'évolution des nouvelles stratégies de traitement. [1] Compte tenu des limites (superpositions, distorsions, etc.) de la radiographie bidimensionnelle (2D),

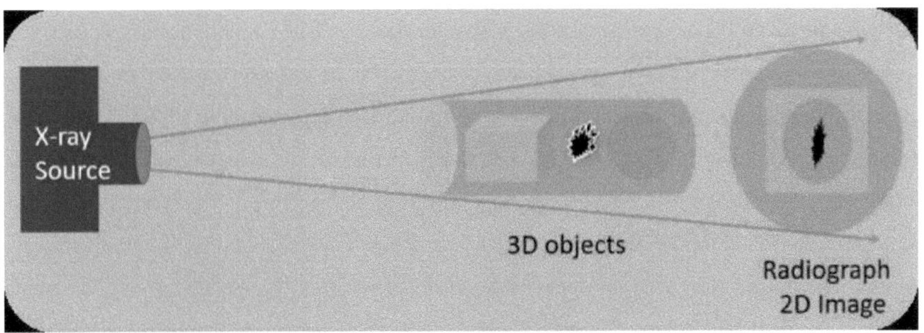

qui a été l'épine dorsale de l'imagerie diagnostique pendant de nombreuses années, il n'est pas certain qu'elle continue à y contribuer à l'avenir. En 1972, G.N. Hounsfield a introduit le balayage axial transversal informatisé, mais le coût élevé, l'accès limité et l'exposition élevée aux radiations ont été les principaux inconvénients de la sous-utilisation du scanner en dentisterie. [2] Arai *et al.* au Japon et Mozzo *et al.* en Italie, travaillant indépendamment, ont introduit la tomographie assistée par ordinateur à faisceau conique (CBCT) pour les applications buccales et maxillo-faciales et, comme la tomodensitométrie, ont offert une exploration 3D et une imagerie plus précise que l'imagerie 2D. La technologie rentable de la CBCT a permis une pénétration rapide dans le domaine de la dentisterie, avec une demande d'engagement de la part des professionnels et des éducateurs dentaires pour explorer les applications de la technologie CBCT. [3]

La tomographie par ordinateur à faisceau conique (CBCT) est une technologie relativement nouvelle introduite en dentisterie à la fin des années 1990. [4] Le développement technologique continu de ces appareils et logiciels, ainsi qu'une réduction des coûts tant pour le clinicien que pour le patient, ont rendu la CBCT de plus en plus accessible [5-6]. En outre, les nombreux avantages apparents de la CBCT par rapport à la tomographie assistée par ordinateur (CT) conventionnelle et à l'imagerie panoramique et intra-orale conventionnelle ont entraîné une augmentation significative des applications de la CBCT dans l'imagerie dento-maxillo-faciale. [7] En 2012, il y avait 20 fabricants de CBCT dentaires et 47 modèles différents, tous avec leur configuration particulière [8,] cependant, ces chiffres devraient continuer à augmenter d'année en année. L'imagerie par CBCT a changé la façon de traiter de nombreuses situations cliniques et de nombreuses évaluations qui étaient faites auparavant à l'aide de la tomodensitométrie classique peuvent aujourd'hui être réalisées avec la CBCT .

La technologie du faisceau conique a été introduite sur le marché en 1996 par QR s.r.l. . Cette technologie révolutionnaire a apporté un changement de paradigme dans la radiologie dentaire. Bien qu'elle ait été introduite comme un outil en dentisterie, la CBCT a trouvé de nombreuses applications dans d'autres domaines médicaux, principalement en radiologie interventionnelle également. Elle est largement utilisée pour identifier l'emplacement correct de l'artère pour la chimioembolisation dans le carcinome hépatocellulaire9, l'embolisation de l'artère prostatique dans l'hypertrophie bénigne de la prostate [10,] pendant la pose de stents intracrâniens et extracrâniens [11, le] drainage d'abcès, le prélèvement de veines surrénales pour l'adénome [12,] l'identification d'infarctus tissulaires dans les anomalies vasculaires et de nombreuses autres utilisations médicales. L'objectif de cet article est de discuter et de mettre en évidence les applications diagnostiques de la CBCT dans diverses spécialités de la médecine dentaire au moyen de quelques cas qui ont bénéficié de son utilisation.

REVUE DE LA LITTÉRATURE

REVUE DE LA LITTÉRATURE

W. Leah ,M. James, E. Reyes (2005)[13] a mené une étude pour quantifier la relation spatiale des canines maxillaires touchées en utilisant l'imagerie volumétrique tridimensionnelle (3D). Les canines touchées unilatéralement et bilatéralement (n = 27) de 19 patients consécutifs (15 femmes, 4 hommes) ont été évaluées sur des images prises avec le NewTom QR-DVT 9000. Les relations spatiales des canines touchées par rapport aux structures adjacentes et la résorption des incisives ont été évaluées à l'aide d'un logiciel de visualisation 3D. Les auteurs ont constaté que la plupart (92,6 %) des 27 impacts étaient palatins. La résorption des incisives adjacentes à la canine touchée était présente dans 66,7% des incisives latérales et 11,1% des incisives centrales. Les auteurs ont donc conclu que l'imagerie volumétrique 3D des canines touchées peut montrer les éléments suivants : présence ou absence de la canine, taille du follicule, inclinaison de l'axe long de la dent, positions buccale et palatine relatives, quantité d'os recouvrant la dent, proximité et résorption 3D des racines des dents adjacentes, état des dents adjacentes, considérations anatomiques locales et stade global de développement dentaire.

K. Akitoshi, F. Masami, M. Masahito, A. Yoshiko, A. Eichiro , L. Robert P. (2005)[14] ont mené une étude pour évaluer le degré de déformation chez des patients présentant une asymétrie faciale par rapport à des sujets témoins. Un groupe témoin de 16 sujets (12 hommes et 4 femmes) a été sélectionné rétrospectivement parmi des patients ayant subi des examens de tomodensitométrie pour diagnostiquer des conditions autres que des déformations maxillo-faciales. Des repères anatomiques modifiés à partir de points crâniométriques (céphalométriques) orthodontiques ont été définis sur les images 3D-CT et l'indice d'asymétrie de chaque point a été calculé en millimètres ; un diagramme avec une ligne de base indiquant les indices d'asymétrie moyens plus l'écart-type dans le groupe de contrôle a également été conçu. Le diagramme résultant a été utilisé pour évaluer le degré de déformation chez les patients présentant une asymétrie faciale et la topographie de l'asymétrie faciale a été évaluée. Les auteurs ont conclu que la technique d'imagerie 3D-CT telle que décrite ici est une méthode pratique d'évaluation de la morphologie de l'asymétrie faciale.

A. B. Güniz , G. Hans-Göran ,M. Bengt (2005) [15] **a mené** une étude pour comparer les performances de la LCBCT, un système de plaque d'image et le film Fspeed pour déterminer la profondeur des lésions carieuses proximales. 14 prémolaires permanentes humaines extraites et 16 molaires sans remplissage et dont les surfaces proximales représentent différents états de carie ont été utilisées dans l'étude. Avant la radiographie, les racines des dents ont été coupées. Les 30 dents ont été radiographiées avec 3 modalités d'imagerie différentes : Accu-Itomo LCBCT ,le système de plaque d'image Digora ® fmx et le film F-speed. Les images LCBCT ont été prises à 80 kV et 1,5 mA. La corrélation entre les mesures des deux observateurs était de 0,977 pour le fi lm, 0,997 pour la plaque SP et 0,998 pour les images LCBCT. Les auteurs ont conclu que la technologie LCBCT semble offrir des avantages par rapport aux techniques bidimensionnelles classiques pour déterminer la profondeur des petites lésions carieuses proximales.

HLD da Silveira, HED Silveira, GS Liedke, CA Lermen, RB dos Santos et JAP de Figueiredo (2007) [16] ont mené une étude pour évaluer la capacité diagnostique de la tomodensitométrie à détecter la résorption radiculaire externe simulée. 60 incisives mandibulaires humaines ont été sélectionnées et leurs racines ont été divisées en trois parties : cervicale, moyenne et apicale, et un total de 180 parties a été obtenu. Des cavités simulant des défauts de résorption radiculaire de 0,6 mm, 1,2 mm ou 1,8 mm de diamètre et de 0,3 mm, 0,6 mm ou 0,9 mm de profondeur (petits, moyens et grands défauts) ont été percées dans les tiers cervical, moyen et apical des surfaces buccales. Un scanner axial a été utilisé pour obtenir des images en coupe des dents, et 177 tiers de racines ont été évalués par un observateur aveugle. Sur les 131 caries, 117 ont été détectées (89 %). Les auteurs ont conclu que la tomodensitométrie a montré une bonne capacité de diagnostic, une grande sensibilité et une excellente spécificité dans la détection des résorptions externes simulées.

K. Jeffrey C. , P. J. Martin, L. Michael A. ,F. C Alex ,H. Mark G. (2008) [17] a mené une étude pour évaluer la qualité de l'image dans différents contextes de CBCT pour 3 FOV. Trente-deux scans ont été effectués sur une tête de cadavre et 16 scans sur un crâne sec. Les groupes ont été divisés par champ de vision, et les images ont été classées par au moins 30 juges. La qualité du diagnostic a été abordée dans un questionnaire. Les statistiques descriptives et les classements ont été calculés à l'aide de tests de classement signés Friedman et Wilcoxon avec le logiciel SPSS. Les auteurs ont constaté que la présence ou l'absence d'un filtre montrait des différences significatives dans 2 paires du champ de vision de 9 pouces. La variation des réglages en kilovolt (pic) a montré des différences significatives dans les images 6-en 5-mA avec un filtre ; la modification des réglages en milliampère a également montré des différences significatives.

L. Deng-gao , Z. Wan-lin , Z. Zu-yan, W. Yun-tang, M. Xu-chen (2008)[18] ont mené une étude pour évaluer et quantifier les variations de localisation et d'inclinaison des canines maxillaires touchées et pour déterminer la résorption radiculaire des incisives apparentées par une analyse rétrospective des images de CBCT chez 175 sujets. 210 canines maxillaires touchées ont été analysées à l'aide d'images de CBCT et les emplacements des canines touchées ont été évalués et des mesures angulaires et linéaires ont été prises à l'aide du logiciel propriétaire NewTom ; la résorption radiculaire des incisives voisines a également été étudiée. Parmi ces impacts, 45,2 % ont été touchés au niveau bucco-labial, 40,5 % au niveau palatin et 14,3 % au niveau de l'alvéole moyenne. Les auteurs ont constaté que l'emplacement des canines maxillaires touchées varie considérablement dans trois plans, et que la résorption des incisives permanentes voisines est courante.

L. John B. , G. Maritzabel , C. Lucia , M. Andre et al (2009)[19] ont comparé la précision de l'identification des points de repère à l'aide d'affichages de volumes de tomographie par ordinateur à faisceau conique multiplan (CBCT) et de céphalogrammes latéraux conventionnels (Ceph). Vingt patients orthodontiques préchirurgicaux ont été radiographiés à l'aide de techniques conventionnelles de Ceph et de CBCT. Cinq observateurs ont tracé 24 points de repère en utilisant des affichages informatiques de vues de CBCT et de céphalées de reconstruction multi-planer (MPR) au cours de sessions séparées. Les différences absolues entre le tracé de chaque observateur et la moyenne de tous les observateurs ont été calculées comme une mesure de variabilité (ODM). Les auteurs ont conclu que les affichages MPR des images de volume de CBCT permettent généralement une identification plus précise des points de repère céphalométriques traditionnels. La localisation plus précise du condyle, du gonion et de l'orbite permet de surmonter le problème de la superposition de ces repères bilatéraux vus en Céphalométrie.

A. Ali, J. Reinhilde, F. Steffen, N. Olivia et al (2010)[20] ont comparé 6 systèmes de CBCT pour la qualité de l'image et la détection de la résorption radiculaire externe induite par l'impaction canine simulée dans les incisives latérales maxillaires. Un crâne de cadavre d'enfant en phase de dentition mixte précoce a été utilisé ; ce crâne avait une canine maxillaire gauche impactée. Les incisives latérales, dont deux dents intactes, ont été repositionnées individuellement dans l'alvéole avec des contacts approximatifs avec la canine maxillaire gauche touchée. Six séries d'images radiographiques ont été obtenues avec le tomographe 3D Accuitomo-XYZ Slice View, le scanner 3D CBCT de Scanora, le Galileos 3D Comfort, le Picasso Trio, le ProMax 3D et le Kodak 9000 3D pour chaque dent. Les images de la CBCT ont été acquises puis analysées par 12 observateurs. Des modèles linéaires pour des mesures répétées ont été utilisés pour comparer les systèmes de CBCT pour la qualité de l'image et le degré de concordance entre la gravité diagnostiquée de la résorption radiculaire et la gravité réelle. Les scores de résorption radiculaire entre les systèmes de CBCT ont montré un score significativement plus élevé pour le ProMax par rapport au Galileos et au Kodak. Les auteurs ont conclu que les systèmes de CBCT utilisés dans cette étude avaient une grande précision, sans différence significative entre eux dans la détection de la gravité de la résorption radiculaire.

L. Michael, D. Alexander, G. Catherine, K. Stavros (2010)[21] a mené une étude pour déterminer si le TPO permet une évaluation réelle de la relation entre la racine mésiodistale des dents adjacentes chez les sujets approchant la fin du traitement orthodontique. Les TPO de 22 patients proches de la fin du traitement avec des appareils fixes dans les deux arcades ont été pris avant le décollement. Lorsque les racines des dents adjacentes touchaient le TOP, une tomographie par ordinateur à faisceau conique (CBCT) a été utilisée pour montrer les véritables relations entre les racines. 235 sites interdentaires ont été évalués par TPO et CBCT ; 47 zones ont montré le contact entre les racines adjacentes sur les images de TPO. Les auteurs ont conclu que l'OPT a une sensibilité élevée et une spécificité relativement élevée pour détecter les racines adjacentes qui se touchent et que les contacts entre racines sont surestimés lorsqu'ils sont évalués par l'OPT.

Alqerban A , Jacobs R , Fieuws S , Willems G et al (2011)[22] ont comparé la précision du diagnostic radiographique de la CBCT avec celle de la radiographie panoramique pour la localisation des canines maxillaires touchées et des lésions de résorption des racines des incisives. Les dossiers cliniques de 60 patients consécutifs qui avaient eu des canines maxillaires touchées ou en éruption ectopique ont été identifiés parmi ceux qui cherchaient un traitement orthodontique. Pour chaque cas, deux séries d'informations radiographiques ont été obtenues. L'échantillon de l'étude a été divisé en deux groupes : le groupe A ($n = 30$) comprenait les personnes pour lesquelles un pantomographe dentaire (DPT) et une CBCT obtenus avec un Accuitomo-XYZ Slice View Tomograph® 3D étaient disponibles et le groupe B ($n = 30$) qui avait un DPT et une CBCT obtenus avec un Scanora®. Les expositions panoramiques ont été réalisées à l'aide d'un Cranex Tome® (Soredex). Les paramètres d'exposition étaient de 15 secondes, 65 kV et 15 mA, en utilisant des plaques phosphorescentes de stockage Agfa de 15 × 30 cm, et le balayage a été lu par un scanner de plaques phosphorescentes ADC Solo® (Agfa). Le facteur d'agrandissement était de 1:3. Les auteurs ont conclu que l'examen radiographique et le diagnostic précoces sont essentiels pour reconnaître les chiens atteints. Une image CBCT établit le lien entre l'imagerie 2D et 3D et est plus précise pour les différentes tâches de diagnostic de l'impact canin que la radiographie panoramique ; de plus, l'utilisation de la CBCT avec le maximum de données disponibles contribuerait à réduire l'exposition inutile aux radiations.

L. Zachary T. , T. Aditya S. , V. Jayasanker V. ,L. Alan G. ,M. Sanjay M. et al (2011)[23] ont examiné l'influence du champ de vision (FOV) et de la taille des voxels sur l'efficacité diagnostique des scanners de tomographie informatisée à faisceau conique (CBCT) pour détecter les érosions de l'articulation temporo-mandibulaire (ATM). L'échantillon était composé de 16 ATM contenant des érosions naturelles ou créées artificiellement et de 16 ATM normales. Les scanners de CBCT ont été obtenus avec 3 protocoles d'imagerie différant par le FOV et la taille des voxels reconstruits. L'efficacité diagnostique des trois protocoles d'imagerie a été comparée en utilisant l'analyse de la courbe de fonctionnement du récepteur. Pour chaque protocole d'imagerie des ATM, nous avons utilisé des puces de dosimétrie thermoluminescente pour mesurer la dose absorbée à des sites spécifiques d'organes et de tissus et les doses efficaces pour chaque examen ont été calculées. Les auteurs ont constaté que l'efficacité diagnostique des scanners CBCT pour l'évaluation des changements érosifs de l'ATM est la plus élevée pour le 6-in FOV et la plus faible pour le 12-in FOV.

E. Amr Ragab, F. Mona Salah ,E. Ahmed Mohammed, M. Yehya A. (2011)[24] a mené une étude visant à déterminer la précision et la fiabilité des mesures obtenues par tomographie numérique à faisceau conique (CBCT) tridimensionnelle (3D) pour différentes orientations de la tête. Des fils en acier inoxydable ont été fixés à un crâne sec à différents endroits. Le crâne a été scanné en utilisant la CBCT dans la position centrée et dans 5 autres positions. Des tests de fiabilité intra-observateurs et inter-observateurs ont été effectués en utilisant 6 points de repère identifiés sur les crânes virtuels en 3D par 2 opérateurs. Deux méthodes ont été utilisées pour déterminer la précision des mesures sur le crâne virtuel en 3D scanné dans différentes positions. Dans la première méthode, 12 distances linéaires ont été comparées sur le crâne physique et le crâne virtuel 3D dans les positions centrées et les autres positions de balayage. Dans la seconde méthode, l'enregistrement de chacune des 5 positions sur la position centrée a été fait séparément, et les coordonnées de 11 points de repère ont été identifiées dans chaque position et comparées avec la position centrée. Les auteurs ont conclu que la précision et la fiabilité des mesures de la CBCT ne sont pas affectées par le changement d'orientation du crâne. Les auteurs ont conclu que la précision et la fiabilité des mesures de la CBCT ne sont pas affectées par le changement de l'orientation du crâne.

N. Emeraude ,B. Darrell ,O. Maria (2011)[25] a mené une étude pour comparer la précision et la reproductibilité de 2 logiciels de CBCT, InVivoDental et CBWorks, dans la mesure du diamètre mésiodistal (MDD) des dents dans des modèles simulant des dents non éruptives. 25 dents extraites (11 prémolaires, 14 molaires) ont été sélectionnées. Les données de la CBCT ont été recueillies sur le CB MercuRay . Les mesures du DDM de chaque échantillon ont été effectuées en utilisant 3 méthodes de visualisation de la CBCT : InVivo Section, InVivo Volume Render (Anatomage), et CBWorks Volume Render (version 3.0, CyberMed). Ces mesures ont ensuite été comparées avec le DDM physiquement mesuré à l'aide de calibres numériques avant que les dents ne soient encastrées et scannées. Les auteurs ont conclu qu'il existait des valeurs de corrélation élevées entre les trois méthodes de visualisation, indiquant que la CBCT peut être utilisée pour mesurer le DDM des dents non incluses et que la méthode de la section InVivo présentait la plus grande corrélation avec les compas.

C. Zwei-Chieng , H. Fu-Chang , L. Eddie ,Y. Chung-Chen , C. Mu-Hsiung, C. Yi-Jane (2011)[26] a mené une étude pour évaluer de manière exhaustive si les erreurs d'identification des points de repère sur les céphalogrammes dérivés du CBCT sont comparables à celles des céphalogrammes numériques conventionnels. Les dossiers de 20 patients orthodontiques, âgés de 18 à 26 ans, qui avaient à la fois un céphalogramme latéral conventionnel et un scanner CBCT de 22 cm disponibles, ont été sélectionnés et utilisés dans cette étude. 6 sujets avaient des restaurations dentaires métalliques, et 14 sujets ont été diagnostiqués avec une asymétrie faciale avec une déviation du menton de >3,5 mm mesurée sur le céphalogramme postéro-antérieur. Une analyse de régression des erreurs d'identification des points de repère a été menée pour identifier les variables prédictives des erreurs d'identification des points de repère observées. Les auteurs ont conclu que les erreurs globales d'identification des points de repère sur les céphalogrammes dérivés de la CBCT étaient comparables à celles des céphalogrammes numériques conventionnels, et que le Ba était plus fiable sur les céphalogrammes dérivés de la CBCT.

G. Bruno Frazao, G. Marcos Nadler , F. Diogo Campos , M. Flavio Ricardo (2011)[27] A mené une étude visant à évaluer la précision et la fiabilité des mesures craniométriques effectuées lors des scanners de la CBCT et des céphalogrammes latéraux à l'aide de crânes secs et de repères. 10 marqueurs repères ont été placés sur des points de repère craniométriques connus de 25 crânes secs avec des occlusions stables ; des scanners CBCT et des céphalogrammes latéraux conventionnels ont ensuite été réalisés sur chaque crâne. Les mesures craniométriques directes ont été comparées aux mesures de CBCT et aux mesures céphalométriques en utilisant l'analyse de variance par mesures répétées (ANOVA). Les auteurs ont conclu que les mesures craniométriques de CBCT calculées par un "module céphalométrique 3D" dédié sont extrêmement précises et peuvent être utilisées pour l'analyse craniofaciale ; d'autre part, les céphalogrammes latéraux ont des limitations intrinsèques qui se traduisent par des images déformées, agrandies dans certaines zones et réduites dans d'autres.

R. Prins, L. T. Dauer, D. C. Colosi, B. Quinn, N. J. Kleiman, G. C. Bohle, B. Holohan, A. Al-Najjar, T. Fernandez, M. Bonvento, R. D. Faber, H. Ching, A.D. Goren (2011)[28] a étudié l'effet des lunettes au plomb portées lors des procédures de tomographie informatisée à faisceau conique dentaire (CBCT) sur la dose de rayonnement absorbée par l'œil et a proposé des méthodes simples pour réduire le risque de développement de cataractes radioactives. Les mesures de dose ont été effectuées à l'aide de trois fantômes anthropomorphiques : un homme, une femme et un jeune homme. Toutes les expositions ont été effectuées sur la même CBCT dentaire avec des paramètres machine identiques (120 kVp,

3,8 mA, 7,8 s). Les scanners ont été effectués avec et sans lunettes au plomb et répétés 3 fois. Toutes les mesures ont été enregistrées à l'aide de dosimètres thermoluminescents calibrés et de dosimètres optiques luminescents. Les auteurs ont conclu que les lunettes au plomb portées par les patients adultes et pédiatriques pendant les scanners de CBCT peuvent réduire la dose de rayonnement au cristallin de 67 %.

Q. Fasial A., B. Geoffrey, D. Catherine, H. Michael, P. J. Martin, B. Dale A. Baur, J. Jeremy (2012)[29] ont mené une étude pour déterminer l'utilité de l'imagerie par tomographie assistée par ordinateur (TAO) à faisceau conique pour évaluer le volume des défauts de fente alvéolaire chez les patients subissant une réparation secondaire de la fente. 14 patients présentant des fentes unilatérales ont été analysés et l'imagerie CBCT préopératoire des patients se préparant à subir une réparation secondaire de fentes alvéolaires a été examinée. Trois mesures ont été recueillies à partir des images de CBCT pour chaque patient : la largeur du visage (FW), la hauteur du visage (FH) et la longueur faciale-palatine (FL). Ces valeurs ont été utilisées pour calculer le volume estimé (EV) de la fente et donc la quantité de matériel de greffe osseuse qui serait nécessaire pour combler le défaut. Les valeurs moyennes globales de FW, FH et FL étaient respectivement de 9,7, 14,07 et 5,6 mm. Les auteurs ont conclu que l'imagerie par CBCT peut être utilisée pour mesurer de manière fiable FW, FH et FL et pour calculer l'EV de la fente.

Allareddy V, Vincent S.D , Hellstein J.W,Qian F, Smoker W, Ruprecht A et al (2012)[30] avaient pour objectif d'évaluer si le nombre de résultats fortuits d'une analyse de la CBCT est élevé à l'intérieur et à l'extérieur des principales zones d'intérêt, soulignant ainsi l'importance de l'interprétation de toutes les zones visualisées sur l'analyse. Un radiologue oral et maxillo-facial a examiné 1000 scanners CBCT (382 hommes et 618 femmes), qui ont été acquis à un champ de vision de 13 cm et une épaisseur de 0,3 mm et le temps d'exposition pour acquérir le scanner était uniforme à 8,5 secondes pour 843 sujets et 20 secondes pour 157 sujets après avoir acquis l'image du scout pour évaluer et ajuster le positionnement correct du sujet pour inclure la région d'intérêt dans le scanner. Les auteurs ont conclu qu'il est essentiel qu'une personne formée aux techniques d'interprétation avancées en radiologie interprète les scanners CBCT. On peut également conclure que ces images CBCT doivent être examinées de manière exhaustive.

C. Chuen Chie, J. Meghan N. ,M. Arthur , H David C. et al (2012)[31] ont mené une étude visant à évaluer l'analyse 3D des voies respiratoires d'un groupe de patients cherchant un traitement orthodontique et représentant les deux sexes sur une période rapide de développement craniofacial chez des patients âgés de 8 à 18 ans. Les scans de tomographie par ordinateur à faisceau conique (CBCT) de 387 patients ont été analysés rétrospectivement. Tous les scans ont été chargés dans le programme 3dMDvultus pour l'analyse des voies aériennes par segmentation automatisée. Le sexe, l'âge, la taille, le poids, la longueur des voies aériennes, le volume et la zone de constriction maximale ont été recueillis. Les auteurs ont constaté que les voies aériennes humaines augmentent en longueur et en volume pendant une période de croissance cranio-faciale rapide chez les patients âgés de 8 à 18 ans, et que le site de constriction maximale de la section transversale peut varier.

N. Anas Al , C. Dan , D. Lawrence , P. Robert , P. Gayle et al(2013)[32] pour mesurer les différences de dose équivalente d'organes provenant de différents scanners dans des conditions similaires chez les enfants par rapport aux adultes. Deux têtes fantômes ont été utilisées, représentant une femme de 33 ans et un garçon de 5 ans. Des dosimètres à stimulation optique ont été placés sur 8 organes clés de la tête et du cou, et les doses équivalentes à ces organes ont été calculées après le balayage. Deux têtes fantômes ont été utilisées, représentant une femme de 33 ans et un garçon de 5 ans. Des dosimètres à stimulation optique ont été placés sur huit organes clés de la tête et du cou, et des doses équivalentes ont été calculées pour ces organes après le balayage. Les auteurs ont conclu que les doses équivalentes pour les organes des enfants étaient généralement plus élevées que pour les adultes lorsque des réglages d'exposition similaires étaient utilisés et que les réglages pédiatriques (Iluma) entraînaient des doses équivalentes plus faibles pour certains organes des enfants par rapport à celles calculées pour la tête fantôme adulte scannée à l'aide des réglages standard (i-CAT).

Sercan , E. Jeryl , A. Kenneth , R. Xiujiang et al(2013)[33] ont mené une étude pour mesurer directement la dose cutanée à l'aide de dosimètres nanoDOT OSL (luminescence stimulée optiquement) à partir de plusieurs modes de balayage opérationnels de trois scanners CBCT et pour les comparer aux doses cutanées mesurées de manière similaire à partir d'une imagerie panoramique et céphalométrique conventionnelle. Quatre systèmes d'imagerie dentaire à rayons X ont été étudiés dans le cadre de cette étude : 3 unités de CBCT et 1 unité de radiographie panoramique et céphalométrique combinée conventionnelle. Le fantôme a été scanné en utilisant plusieurs protocoles d'exposition pour les évaluations craniofaciales dans trois unités de CBCT différentes et un système d'imagerie radiographique conventionnel. Les dosimètres ont été calibrés pour chacun des protocoles de balayage sur les différents systèmes d'imagerie. La dose maximale sur la peau et les doses de surface au niveau du cristallin, de la thyroïde, de la sous-mandibule et de la parotide ont été mesurées. Les auteurs ont constaté que la dose maximale sur la peau et les doses de surface au niveau du cristallin, de la thyroïde et des glandes salivaires mesurées par les systèmes d'imagerie de la CBCT étaient inférieures aux seuils pour induire des effets déterministes.

A. Jakob W. G. Van, M. Luc C. ,A Johan K. M. et al (2015)[34] ont mené une étude pour trouver les raisons du renvoi et aussi pour trouver leur corrélation avec l'âge, le sexe, la VFO et la résolution pour tous les patients de moins de 18 ans qui ont subi un CBCTscan entre le 1er mai 2010 et le 1er mai 2012 dans la clinique dentaire de l'hôpital universitaire de Gand. Dans la base de données locale de CBCT, 79 patients pédiatriques ont donné leur consentement. Par la suite, des données sur l'âge, le sexe, la raison de l'orientation, l'orientation externe ou interne, le champ de vision (FOV) et la résolution ont été recueillies. Une analyse statistique descriptive et comparative a été effectuée. Les auteurs ont conclu qu'il était possible de détecter un modèle de référence qui était corrélé avec le sexe, le groupe d'âge, le champ visuel et la résolution. Ces résultats peuvent aider les praticiens à prendre la décision d'orienter un patient vers la CBCT lorsque l'imagerie tridimensionnelle supplémentaire est censée avoir un avantage thérapeutique pour un patient pédiatrique ou adolescent.

F. Thais Maria Freire , A. Julie,P. Marcelo Lupion ,H. José Fernando Castanha , F. Bernard et al (2015)[35] ont mené une étude pour vérifier l'influence de la taille du voxel sur la précision et la reproductibilité des mesures linéaires de la mandibule effectuées sans marqueurs métalliques sur des images CBCT 3D, en comparant des coupes multiplanaires et des images de rendu 3D. Dix mandibules humaines sèches ont été scannées à des tailles de voxels de 0,2 et 0,4 mm. Des repères anatomiques craniométriques ont été identifiés à deux reprises sur les images de reconstruction multiplanaire et de rendu volumique, et des mesures physiques ont été effectuées à l'aide d'un pied à coulisse numérique. L'analyse de la variance (ANOVA), le coefficient de corrélation intra-classe

(ICC) et l'Altman blanc ont été utilisés pour évaluer la précision et la fiabilité (p<0,05). Ils ont constaté que les mesures effectuées sur les images reconstruites multiplanaires étaient plus précises que les mesures du rendu volumique par rapport à l'étalon-or. Les auteurs ont conclu que les mesures linéaires sur des images multiplanaires de 0,2 et 0,4 voxel sont fiables et précises lorsqu'elles sont comparées à des mesures directes au calibre.

İşman Ö, Yılmaz HH, Aktan AM, Yilmaz B et al (2016)[36] ont mené une étude rétrospective pour étudier les indications de la CBCT et des pathologies dento-faciales chez les patients pédiatriques. Des images de CBCT de 329 patients pédiatriques de moins de 13 ans ont été analysées (âge moyen 13,42 ans) et l'étude a été approuvée par le comité d'éthique de la recherche de l'Université de Gaziantep. Les images de CBCT ont été obtenues avec 5 fieds de vue (FOV) en utilisant le Planmeca 3D Mid et ont été évaluées et regroupées par visage, mâchoires (maxillaire et mandibule) et dent. Des statistiques descriptives ont été utilisées pour déterminer les distributions de l'âge et du sexe des patients, les indications de la CBCT, la FOV et les valeurs moyennes de kVp et mA. Ainsi, les auteurs ont constaté que les indications les plus courantes de la CBCT dans leur étude étaient la malocclusion et les anomalies dentomaxillo-faciales dans les groupes ayant une dentition primaire et permanente et la localisation des dents incluses dans le groupe ayant une dentition mixte. En général, la CBCT était utilisée pour les patients en orthodontie et en chirurgie. Les indications moins fréquentes étaient la localisation de corps étrangers, l'évaluation des voies aériennes et les troubles de l'ATM.

Y. Juan F. ,B. Megan R. , S.Brian J. , J. James E. ,E. Ygal , L. John B. , J. Brandon et al (2017)[37] ont mené une étude pour évaluer la dose de rayonnement de l'appareil de tomographie par ordinateur à faisceau conique Kodak 9000 (CBCT) pour différentes zones anatomiques en utilisant un fantôme pédiatrique. Les doses absorbées résultant des régions maxillaire et mandibulaire de trois cm sur cinq cm des volumes de CBCT d'un fantôme anthropomorphe d'enfant de 10 ans ont été acquises par dosimétrie à stimulation optique. Des doses équivalentes ont été calculées pour les tissus radiosensibles dans la région de la tête et du cou . Les auteurs ont constaté que, parmi les scanners mandibulaires et maxillaires, les glandes salivaires recevaient la dose équivalente la plus élevée, suivies par la muqueuse buccale, les voies aériennes extrathoraciques et la glande thyroïde. Les auteurs ont conclu que, par rapport aux recherches précédentes sur le Kodak 9000, réalisées avec le fantôme adulte, un enfant reçoit une à trois fois plus de rayonnement pour les scanners mandibulaires et deux à dix fois plus de rayonnement pour les scanners maxillaires.

S. Heresh, S. Shishir , K. Adesh ,D. Rajiv,Z. Cheng F. ,N. Prasanna et al (2018)[38] ont mené une étude pour étudier le tissu généré après une procédure endodontique régénérative (REP) dans l'espace canalaire d'une seconde prémolaire mandibulaire immature avec nécrose pulpaire et abcès apical chronique en utilisant des méthodes tomographiques et histologiques par faisceau conique (CBCT). La REP a été effectuée dans une seconde prémolaire mandibulaire immature et, lors du suivi de trois ans, des scanners CBCT ont été réalisés pour évaluer le résultat du traitement. Comme la dent ne pouvait pas être restaurée pour fonctionner, elle a été extraite et traitée pour un examen histologique. Les auteurs ont constaté, grâce à la CBCT, une réduction de la taille de la radiotransparence périradiculaire, avec une augmentation marginale de la longueur de la racine. Une fermeture apicale et un épaississement des parois du canal radiculaire étaient apparents. Histologiquement, l'espace du canal radiculaire était rempli de tissu conjonctif fibreux peu inflammé. Un peu de tissu conjonctif minéralisé semblable au cément était évident sur les parois internes du canal.

K. Nils , L. Randi, N. Mats , S. Xie-qi et al(2018)[39] ont comparé la dose provenant de radiographies périapicales et panoramiques ainsi que d'examens de CBCT chez des enfants ayant des canines avec une possible résorption radiculaire dans les dents voisines, en utilisant des mesures de DTL et de film. Deux appareils de CBCT ont été examinés, un ProMax3D classic et un NewTom5G et un ProMax2D a été utilisé pour fournir des radiographies panoramiques, et pour les radiographies intra-orales, un Prostyle avec un capteur numérique ProSensor a été utilisé et les résultats ont ensuite été mis à l'échelle des paramètres d'exposition clinique sur la base des mesures de la dose, de la surface et du produit (DAP). Les doses aux organes provenant des images de CBCT ont été déterminées à l'aide de dosimètres thermoluminescents TLD-100 et les unités panoramiques et intra-orales ont été déterminées à l'aide d'un film dosimétrique Gafchromic-QR2. Les auteurs ont conclu que la dose efficace de la CBCT était 140 fois plus élevée (NewTom5G par rapport à deux radiographies périapicales) et 15 fois plus élevée (ProMax3D par rapport à trois radiographies périapicales et une radiographie panoramique) qu'un examen 2D.

D. Mehnat Sinan, C.Michele , K. Lindawati , A. Ahmet et al (2018)[40] ont mené une étude pour évaluer l'image de CBCT prise sur 50 patients âgés de 8 à 15 ans ayant subi un traumatisme dentaire à l'université de Dicle, département de dentisterie pédiatrique. Les images de CBCT ont été prises et examinées sur des patients ayant une fracture des dents antérieures et les dents ayant subi une luxation post-traumatique ont été mises en attelle. Les informations obtenues à partir de l'historique et des images de CBCT des patients ont été évaluées en utilisant la méthode statistique du test du chi carré.

 50 enfants exposés à des traumatismes, a été détectée une fracture de la racine de 97 dents. La fracture radiculaire horizontale a été observée sur 63,9 % des 97 dents, la fracture oblique sur 31,9 %, la fracture horizontale et oblique sur 1,03 %, la fracture partielle sur 2,06 % et la fracture horizontale et verticale sur 1,03 %, et l'incisive centrale maxillaire a été la plus touchée. En particulier, l'image en coupe de ıt est très utile et a été fourni plus de commodités voir les résultats du diagnostic et le traitement pour le clinicien.

N. Cuc Thu Ngo , F. Leonard , R. P. Emile , W. Hongyue et al(2018)[41] visait à déterminer l'utilité des radiographies panoramiques dans la détermination de la position labio-palatine des canines à impact maxillaire (CMI) et la résorption radiculaire des incisives permanentes sur la tomographie par ordinateur à faisceau conique (CBCT) en corrélation avec la position mésiodistale des CMI sur les radiographies panoramiques. Cette étude radiographique rétrospective a passé en revue 64 patients présentant 86 CMI.
Les sujets ont été divisés en deux groupes : le groupe I (,15 ans) et le groupe II (,15 ans). La position mésiodistale des pointes de cuspide des CIM a été classée en cinq secteurs sur les radiographies panoramiques. La position labio-palatine des CMI et la résorption radiculaire des incisives permanentes ont été évaluées sur la CBCT. La corrélation statistique entre la radiographie panoramique et les résultats de la CBCT a été examinée en utilisant le test du chi carré et le test exact de Fisher. Les auteurs ont conclu que la position labio-palatine des CMI et la résorption des incisives permanentes peuvent être mieux déterminées dans l'imagerie de la CBCT que dans la radiographie panaromique.

M.Ezldeen ,J.Wyatt, A.al-Rimawi, W.Coucke ,E. Shaheen et al(2019)[42] ont mené une étude pour évaluer le résultat de la CBCT-guidée TAT (autotransplantation dentaire) par rapport au protocole TAT conventionnel, et le but secondaire était d'évaluer les modèles tridimensionnels (3D) de guérison après la CBCT-guidée TAT. L'étude comprenait 100 dents autogreffées chez 88 patients et chaque groupe expérimental était composé de 50 transplantations chez 44 patients (31 hommes et 19 femmes). L'âge moyen (ET) au moment de l'intervention chirurgicale était de 10,7 (1,1) ans pour le groupe guidé par la CBCT et de 10,6 (1,3) ans pour le groupe conventionnel. Dans l'ensemble, le pourcentage moyen (ET) de changement tissulaire était le suivant : Gain RV (volume des tissus durs de la racine) de 65,8 % (34,6 %), gain RL (longueur de la racine) de 37,3 % (31,5 %), réduction AFA (zone du foramen apical) de 91,1 % (14,9 %), augmentation moyenne DWT (épaisseur de la paroi dentinaire) de 107,9 % (67,7 %). L'analyse par grappes appliquée aux variables choisies par l'ACP (analyse en composantes principales) a classé le groupe de CBCT en 4 grappes distinctes (C1 = 37,2 %, C2 = 17,1 %, C3 = 28,6 %, C4 = 17,1 %), révélant différents modèles de cicatrisation tissulaire après un TAT. Les auteurs ont constaté que l'approche guidée par la CBCT augmentait la prévisibilité du traitement et que l'analyse en 3D fournissait des informations sur les schémas de guérison ; le TAT guidé par la CBCT pouvait donc être adopté comme alternative à l'approche conventionnelle.

Selvakumar H, Vasanthakumari A , Thomas E, Swaminathan k et al(2019)[43] ont mené une étude pour évaluer le transport dans les canaux et la capacité de centrage de K3 (0,02% de conicité) et K3 (0,04% de conicité) avec des fichiers K manuels conventionnels en acier inoxydable en utilisant la tomographie informatisée en spirale (SCT). 75 secondes molaires primaires mandibulaires extraites ont été collectées et les canaux ont été divisés au hasard en trois groupes de 25 dents chacun. Groupe I : limes K3 (0,02 % de conicité), Groupe II : K3 (0,04 % de conicité), et Groupe III : limes K manuelles en acier inoxydable. Trois régions des niveaux apical, médian et coronal du canal ont été enregistrées. Toutes les dents ont été scannées avant et après l'instrumentation à l'aide de la GCS. Le K3 (0,02 % de conicité) a montré un transport canalaire moins important et un meilleur rapport de centrage que le K3 (0,04 % de conicité) et les limes K manuelles en acier inoxydable. Les valeurs moyennes ont été comparées entre les différents groupes d'étude et la *valeur P a* été calculée en utilisant l'ANOVA unidirectionnelle de Kruskal-Wallis. Les auteurs ont constaté que K3 (0,02 % de conicité) présentait moins de transport dans les canaux et un meilleur rapport de centrage que K3 (0,04 % de conicité) et les fichiers K manuels en acier inoxydable.

M. Farzaneh , T. Mahdi, N. Nateghi, R. Elahe Shafiei , A. Derafshi , B. Ahmadi (2019)[44] visait à évaluer la présence du second canal dans les racines des incisives mandibulaires centrales et latérales chez un échantillon de la population iranienne en utilisant les images de la CBCT disponibles dans les archives d'un centre de radiographie maxillo-faciale de l'école dentaire de Yazd. Au total, 681 incisives mandibulaires permanentes ont été évaluées. Cette étude transversale a recruté 180 images CBCT de mandibule pour évaluer le nombre de racines ainsi que le nombre et les types de canaux radiculaires. Les données de chaque échantillon ont été recueillies dans un ensemble de formulaires de collecte de données et analysées par le test du chi carré à l'aide du logiciel SPSS17. Tous les échantillons avaient une racine et la plupart des échantillons (70,3 %) n'avaient qu'un seul canal et la fréquence de double canal dans les échantillons était de 29,7 % . Les auteurs ont constaté que la présence d'un second canal dans les dents latérales mandibulaires (35 %) est plus fréquente que dans les dents centrales mandibulaires (23,9 %).

V. Claudia Scigliano , A. Cláudia Assunção, M. Cláudia Assunção (2019)[45] a mené une étude visant à introduire une nouvelle méthode d'évaluation de l'os alvéolaire et de la cloison interdentaire dans la mandibule antérieure à l'aide de la tomographie informatisée à faisceau conique (CBCT). 56 images CBCT (28 avant et 28 après traitement) d'incisives mandibulaires ont été obtenues à partir de 28 patients adultes dentés (22,9±4.1 an) qui présentaient une malocclusion de classe I et un encombrement dentaire antérieur, et qui avaient été orientés vers un traitement orthodontique sans extraction. Les mesures suivantes ont été prises : largeur de l'os alvéolaire et du septum interdentaire, hauteur du septum interdentaire, hauteur des plaques osseuses, distance entre la CJE et les crêtes osseuses marginales, et positionnement vertical de l'incisive mandibulaire, en utilisant le plan lingual comme référence. Pour tester la reproductibilité et la stabilité du plan lingual, un triangle a été tracé dans la mandibule antérieure et le coefficient de corrélation intra-classe (CCI) a été utilisé pour déterminer l'accord intra- et inter-examinateur. Les auteurs ont conclu que la méthode utilisée dans cette étude fournit une évaluation valide et reproductible des dimensions de l'os alvéolaire dans la mandibule antérieure mesurées sur les images de CBCT.

LISTE DES ABRÉVIATIONS

Ø Diamètre

3D Tridimensionnel

2D Bidimensionnel

AAE Association américaine des endodontistes

AEC Contrôle automatique de l'exposition

ALARA Le plus bas qu'il soit raisonnablement possible d'atteindre

ANOVA Analyse de la variance

ANT MAX Maxillaire antérieur

AOMR Académie américaine de radiologie orale et maxillo-faciale

AMSTAR Évaluation de multiples examens systématiques

BC Colombie-Britannique

C Canines

CA Californie

CBCT Tomographie assistée par ordinateur à faisceau conique

CCD Dispositif à couplage de charge

CDSR Base de données Cochrane des examens systématiques

cm Centimètre

CNR Rapport contraste/bruit

CRIS Systèmes d'information radiologique informatisés

CentreCRCE pour les rayonnements, les produits chimiques et les risques environnementaux

TomodensitométrieCT)

DA Précision du diagnostic

DAP Produit dose-zone

DARE Database of Abstracts of Reviews of Effects

Imagerie et communications numériques DICOM en médecine

ADN Acide désoxyribonucléique

LOD Niveau de référence de la dose

EBP Pratique basée sur des preuves

Base de données EMBASE Excerpta Medica

FDI *Fédération Dentaire Internationale* (World Dental *Federation*)

FGDP Faculté de médecine dentaire générale

ChampFOV

FPR Rapport faux positif

Agence de protection de la santé HPA

HRF Fracture radiculaire horizontale

I Incisives

Commission internationaleCIPR

ICRU Commission internationale des unités et mesures de rayonnement

IF Constatation fortuite

IO Intra oral

kV Kilovoltage

LED Diode électroluminescente

PEBD Polyéthylène à basse densité

LNT Non-seuil linéaire

LSF Fonction d'étalement de la ligne

LP/mm Paires de lignes par millimètre

M Molaires

MilliampèremA

Mandibulehomme

MEDLINE Système d'analyse et de recherche de la littérature médicale en ligne

mGy Milligray

MI Michigan

MPV Valeur moyenne des pixels

Résonance magnétiqueRM

NCRP Conseil national de la radioprotection et des mesures

Service nationalNHS

VAN Valeur prédictive négative

NRPB Conseil national de la radioprotection

NY New York

OSL Luminescent stimulé optiquement

PM Prémolaires

PMMA Polyméthacrylate de méthyle

PPV Valeur prédictive positive

Éléments de rapport privilégiésPRISMA pour les examens systématiques et les méta-analyses

PSP Plaques de stockage de phosphore

PTFE Polytétrafluoroéthylène

QUADAS Évaluation de la qualité des études de précision diagnostique

R-AMSTAR Évaluation révisée de multiples examens systématiques

ECR Essai contrôlé randomisé

ROC Caractéristique de fonctionnement du récepteur

ROI Région d'intérêt

Radiographie Rx

Se Sensibilité

SD Écart-type

Paquet statistiqueSPSS pour les sciences sociales

SR Examen systématique

SRT Dents à racine unique

TLD Dosimètre thermoluminescent

Articulation temporo-mandibulaire de l'ATM

Royaume-Uni Royaume-Uni

États-Unis d'Amérique

VRF Fracture verticale de la racine

WA Washington

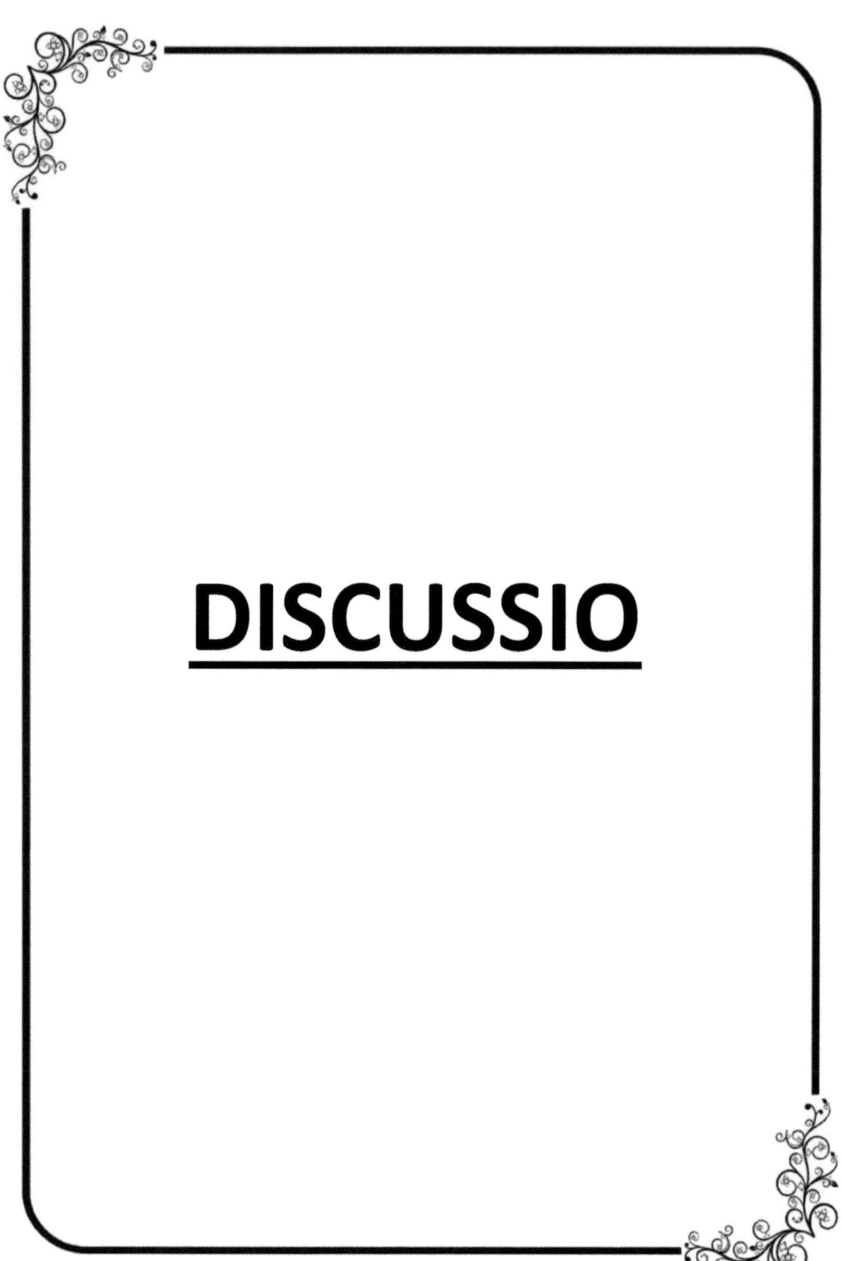

<u>DISCUSSIO</u>

DISCUSSIO

Contexte

La CBCT est une technologie récente dans laquelle l'imagerie est réalisée en utilisant un portique rotatif auquel sont fixés une source de rayons X et un détecteur. Une source divergente de rayonnement ionisant de forme pyramidale ou conique est dirigée à travers le milieu de la zone d'intérêt sur un détecteur de rayons X de l'autre côté. La source de rayons X et le détecteur tournent autour d'un point d'appui fixé au centre de la zone d'intérêt. Pendant la rotation, de multiples (de 150 à plus de 600) images séquentielles de projection planaire du champ de vision (FOV) sont acquises dans un arc complet, ou parfois partiel.

Cette procédure diffère du scanner médical traditionnel, qui utilise un faisceau de rayons X en forme d'éventail et en progression hélicoïdale pour acquérir des tranches d'images individuelles de la FOV, puis empile les tranches pour obtenir une représentation en 3D. Chaque tranche nécessite un balayage séparé et une reconstruction 2D distincte. Comme l'exposition à la CBCT intègre la totalité de la FOV, une seule séquence de rotation du portique est nécessaire pour acquérir suffisamment de données pour la reconstruction de l'image . La CBCT a été initialement développée pour l'angiographie46, mais des applications médicales plus récentes ont inclus le guidage de la radiothérapie47 et la mammographie. [48]

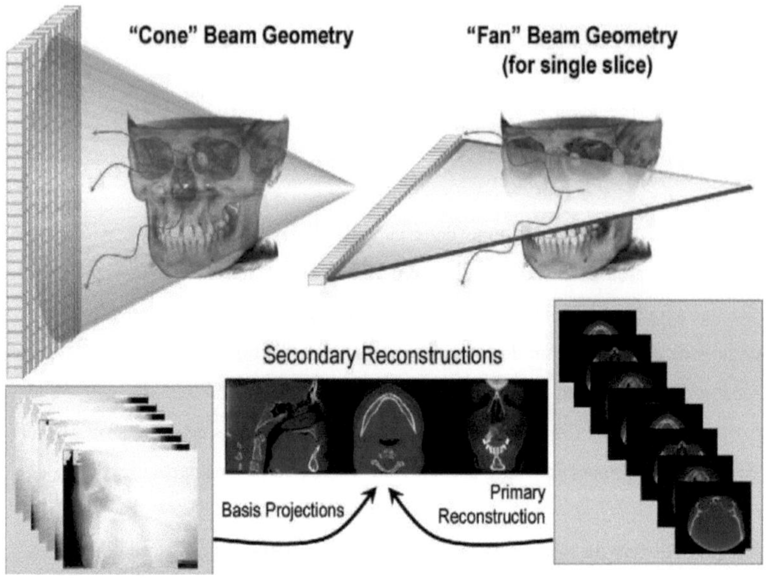

La géométrie à faisceau conique a été développée comme alternative à la tomographie classique utilisant des géométries à faisceau en éventail ou à balayage en spirale, afin de permettre une acquisition plus rapide d'un ensemble de données de l'ensemble de l'OFV et elle utilise un détecteur de rayonnement comparativement moins coûteux. Les avantages évidents d'un tel système, qui permet de réduire la durée de l'examen, sont notamment la réduction du flou de l'image causé par la translation du patient, la réduction de la distorsion de l'image due aux mouvements internes du patient et l'augmentation de l'efficacité du tube à rayons X. [49] Toutefois, son principal inconvénient, en particulier avec les FOV de grande taille, est une limitation de la qualité de l'image liée au bruit et à la résolution du contraste en raison de la détection de grandes quantités de rayonnement diffusé. [50]

Ce n'est que depuis la fin des années 1990 que des ordinateurs capables d'une complexité de calcul et des tubes à rayons X capables d'une exposition continue ont permis de fabriquer des systèmes cliniques peu coûteux et suffisamment petits pour être utilisés dans un cabinet dentaire. Deux autres facteurs ont convergé pour rendre la CBCT possible.

ASPECTS TECHNIQUES DE LA CBCT DENTAIRE

Le matériel :

Génération de rayons X (tube à rayons X) Un tube à rayons X est composé d'une cathode et d'une anode placées dans un tube de verre sous vide. La cathode est constituée d'un filament de tungstène de 2 mm de diamètre et de 1 cm de longueur, qui se trouve dans une coupelle de focalisation en molybdène. L'anode se compose d'une cible en tungstène, qui est incorporée dans une tige en cuivre. [51] Le filament est chauffé à l'incandescence par l'application d'un courant de tube à basse tension d'environ 10 volts, qui émet des électrons à une vitesse proportionnelle à la température du filament.

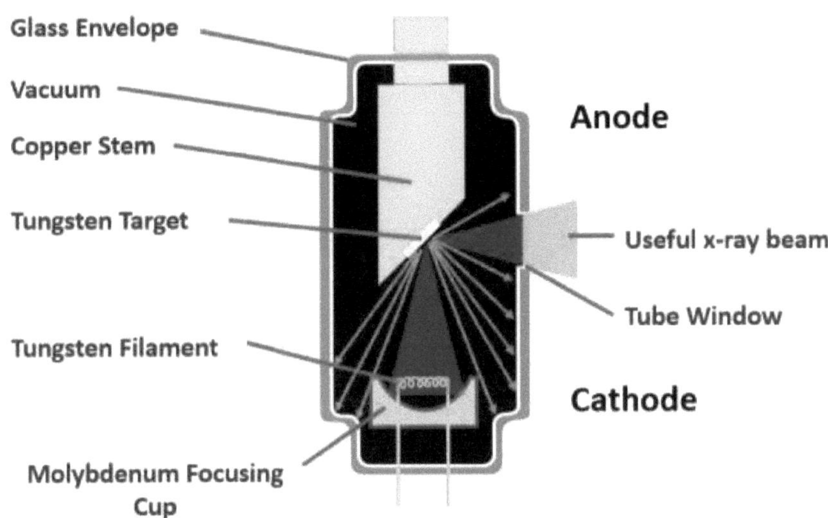

Pour limiter l'exposition des patients aux radiations, le faisceau de rayons X est collimaté en bloquant tous ceux qui ne passent pas par le volume balayé. Pour ce faire, on utilise un collimateur en plomb qui comporte une ouverture permettant le passage des rayons X. La plupart des systèmes de CBCT ont plusieurs tailles de champ de vision prédéfinies et, par conséquent, un collimateur aura plusieurs ouvertures prédéfinies en fonction des tailles de champ de vision. [52]

Portique

La plupart des appareils de CBCT dentaire utilisent une configuration dans laquelle le tube à rayons X et le détecteur sont connectés dans le plan horizontal, ce qui permet de positionner le patient en position assise et/ou debout (bras en C fixe).1 En fonction du type d'appareil, les scanners sont effectués avec le patient en position couchée, assise ou debout. Les unités en décubitus dorsal sont physiquement plus grandes et peuvent ne pas être adaptées aux patients handicapés physiques.

Dans toute installation, l'immobilisation de la tête du patient est plus importante que le positionnement du patient car tout mouvement pendant le balayage dégrade l'image finale. L'immobilisation de la tête est obtenue en utilisant une mentonnière, une fourchette à mordre ou un autre mécanisme d'immobilisation de la tête. [53]

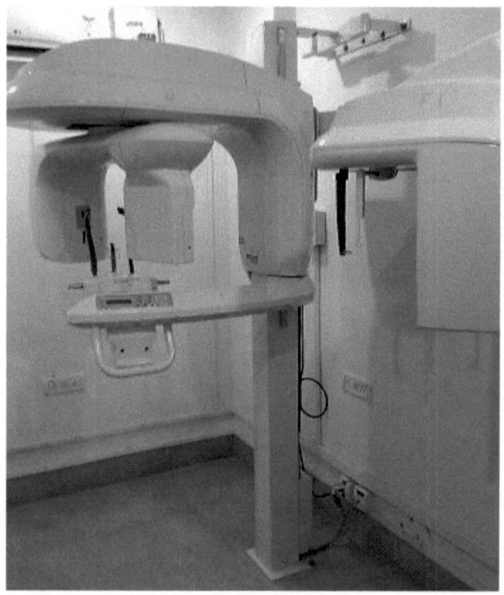

Les systèmes CBCT peuvent être classés en fonction de la hauteur de volume de balayage disponible ou sélectionnée, comme [suit54]

Région localisée : environ ≤ 5 cm (par exemple 51 RUAS - JDOR Vol.13, Issue 01) dentoalvéolaire, articulation temporo-mandibulaire)

Arche simple : 5 - 7 cm (par ex. maxillaire/ mandibule)

Interarch : 7 - 10 cm (par exemple, mandibule et supérieure pour inclure la conque inférieure)

Maxillo-faciale : 10 - 15 cm (par exemple mandibule et s'étendant jusqu'à Nasion)

Craniofacial : > 15 cm (par exemple, du bord inférieur de la mandibule au sommet de la tête)

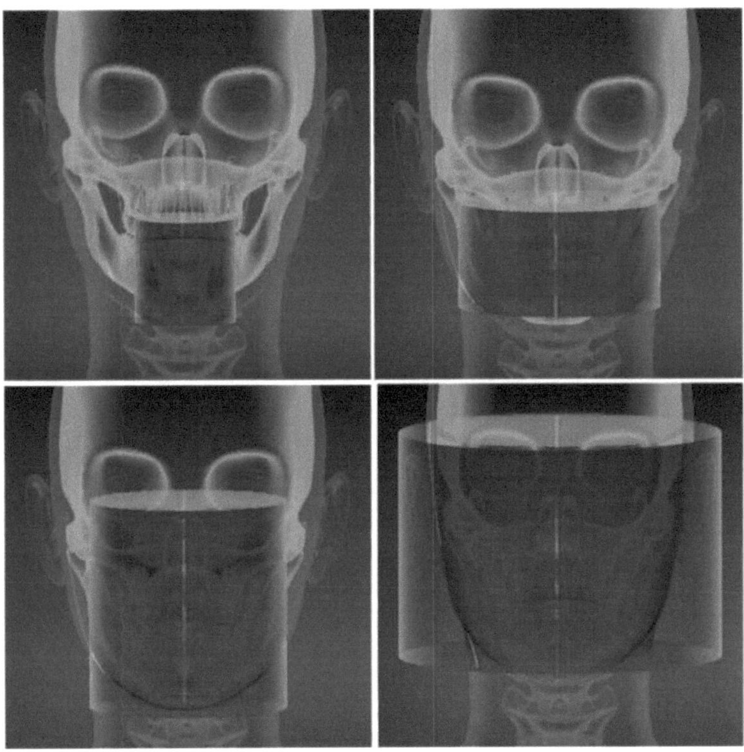

DIVERS CHAMPS DE VISION UTILISÉS DANS LE CBCT SCAN

Détecteur

Les détecteurs de rayons X convertissent les photons des rayons X entrants en un signal électrique. Les machines de la CBCT actuelles utilisent l'un ou l'autre des types de détecteurs suivants : (1) combinaison tube intensificateur d'image / dispositif à couplage de charge (IIT/CCD) ou (2) détecteurs à écran plat (FPD). [55]

La technologie des détecteurs à écran plat utilisée dans la CBCT a été étudiée pour la première fois par Jaffray et Siewerdsen en 2002. Cette technologie est basée sur la fabrication d'une matrice 2D de transistors à couche mince en silicium amorphe hydrogéné (TFT) sur une grande surface de matériau scintillant (iodure de césium dopé au thallium). Une telle configuration démontre une excellente efficacité de conversion des photons lumineux en signaux électriques et en signal de lecture (efficacité de couplage optique). Il est donc possible d'améliorer l'imagerie avec une grande uniformité sur une grande surface, une absorption optique élevée[56] et une efficacité quantique de détection (DQE) d'environ 60%.

Reconstruction de l'image

Avant la reconstruction, les données brutes acquises ou les données de projection 2D peuvent subir plusieurs étapes de prétraitement. Les étapes de prétraitement peuvent varier selon les fabricants. En géométrie de faisceau conique, les données volumétriques 3D peuvent être directement reconstruites à partir des données de projection 2D. C'est ce que l'on appelle la reconstruction par faisceau conique. La technique de reconstruction approximative la plus populaire pour les projections de faisceaux coniques sur un isocentre fixe acquis le long d'une trajectoire circulaire est l'algorithme de Feldkamp, Davis et Kress (FDK). Dans cette méthode, les projections coniques mesurées sont pré-pondérées, filtrées et finalement rétroprojetées selon la même géométrie de rayon que celle utilisée initialement pour la projection vers l'avant. [57]

Le processus de reconstruction se déroule en deux étapes, chacune comprenant de nombreuses étapes[58]

1) **Étape de prétraitement** - Après l'acquisition des multiples images de projection planaire, ces images doivent être corrigées pour tenir compte des imperfections inhérentes aux pixels, des variations de sensibilité dans le détecteur et de l'exposition inégale.

2) **Étape de reconstruction** - Les images corrigées sont converties en une représentation spéciale appelée sinogramme, une image composite développée à partir de plusieurs images de projection. L'axe horizontal d'un sinogramme représente les rayons individuels au niveau du détecteur, tandis que l'axe vertical représente les angles de projection. S'il y a 300 projections, le sinogramme aura 300 lignes. Ce processus de génération d'un sinogramme est appelé la transformation du radon. L'image résultante est composée de plusieurs sinusoïdes

d'amplitude différente, car les objets individuels sont projetés sur le détecteur à des angles variant continuellement. L'image finale est reconstruite à partir du sinogramme avec un algorithme de rétroprojection filtré pour les données volumétriques acquises par l'imagerie de la CBCT ; l'algorithme le plus utilisé est l'algorithme de Feldkamp. Ce processus est appelé transformation inverse du radon. Lorsque toutes les tranches ont été reconstruites, elles sont combinées en un seul volume pour la visualisation.

Visualisation d'images

Reformatage multiplanaire

Après le processus de reconstruction, une matrice 3D est créée qui peut être visualisée sous la forme d'une série d'images en coupe 2D - vues axiales (coupes de haut en bas), sagittales (de gauche à droite) et coronales (de l'avant à l'arrière).

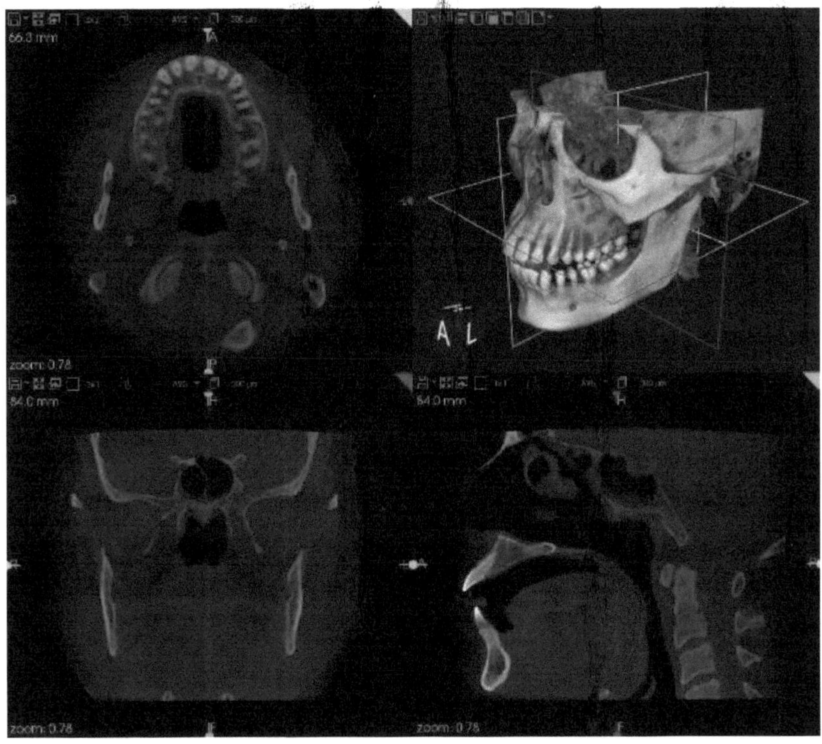

Sections orthogonales

Les ensembles de données volumétriques peuvent être sectionnés de façon non orthogonale, car ils sont de nature isotrope. La plupart des logiciels fournissent diverses images 2D non axiales, appelées Multi Planar Reformation (MPR). Ces modes de MPR comprennent la réformation plane oblique, la réformation plane courbe et la réformation transplanaire en série (fournissant des coupes transversales). [59]

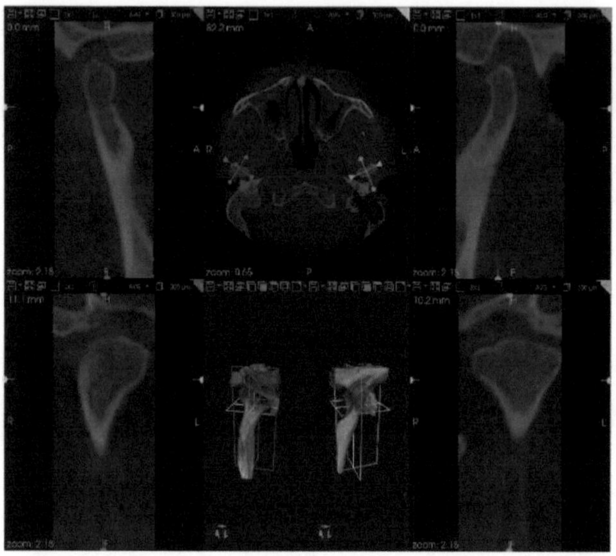

Réforme planaire oblique pour visualiser le TMJ

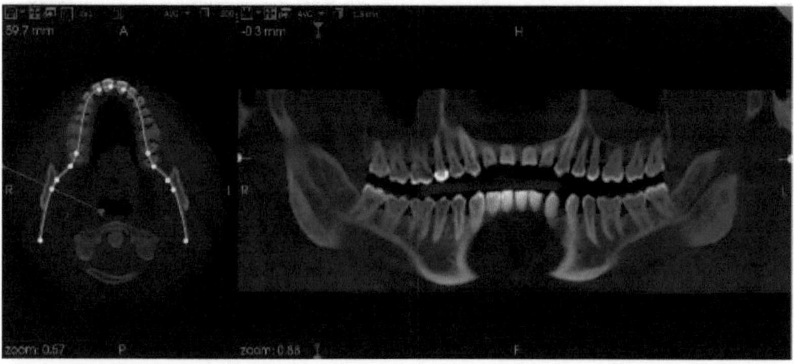

Image planaire courbée

Méthodes dosimétriques dans la CBCT

Il existe plusieurs façons de réaliser des études dosimétriques, comme l'utilisation de cadavres ,de fantômes anthropomorphes ou de modèles informatisés. La dosimétrie peut également être réalisée *in vivo* pour l'évaluation de la dose cutanée. Toutefois, l'approche la plus courante jusqu'à présent est l'utilisation de fantômes anthropomorphes, car elle semble être une méthode sûre et fiable qui évite également les expériences sur les rayonnements ionisants chez l'homme qui impliqueraient des questions éthiques .

La dosimétrie thermoluminescente est basée sur la propriété que certains matériaux émettent de la lumière visible lorsqu'ils sont exposés à une source de chaleur. Ainsi, l'énergie qu'ils ont préalablement absorbée des rayons X est transformée en rayonnement optique (lumière visible), puis en un signal électrique et enfin en une valeur numérique liée à la dose. [60] L'objectif de la dosimétrie thermoluminescente est de détecter, d'analyser et de quantifier l'intensité du rayonnement qu'un objet a reçu au moyen d'une lecture thermoluminescente. L'utilisation de dosimètres thermoluminescents (DTL) permet d'obtenir la dose aux tissus/organes et de calculer la dose effective. Les DTL les plus couramment utilisés pour les applications dentaires et médicales sont constitués de fluorure de lithium dopé 30 avec du magnésium et du titane (LiF:Mg,Ti) mais d'autres matériaux sont également disponibles (Agence internationale de l'énergie atomique, 2007). [61]

Les TLD peuvent être produits sous différentes formes telles que des carrés, des disques, des cylindres ou de la poudre, le TLD carré solide étant couramment utilisé en dosimétrie de la CBCT dentaire. Les TLD peuvent être chargés sur des fantômes anthropomorphes spéciaux de dosimétrie qui sont tranchés transversalement et comportent un certain nombre de trous percés répartis dans une grille sur chaque tranche. La position de chaque TLD dans le fantôme dépend de l'organe/tissu à évaluer. Il existe différents modèles de fantômes anthropomorphes qui peuvent être utilisés à des fins de dosimétrie. Certains de ces fantômes sont constitués d'un véritable matériau squelettique, tandis que d'autres sont constitués d'un polymère imitant un os. Les deux types de fantômes sont intégrés dans un matériau équivalent aux tissus mous. Il n'y a pas de consensus concernant le nombre et la localisation des TLD et les différences entre les différents modèles de fantômes peuvent rendre la comparaison difficile.

L'identification de la position correcte dans un fantôme pour un organe particulier est également une cause potentielle de variabilité, car la localisation est subjective. En outre, dans le cas de la glande thyroïde, par exemple, la position varie en fonction de l'âge du patient, de sorte qu'il convient de sélectionner différentes positions pour les TLD dans un fantôme. Différentes approches ont été utilisées chez les adultes et les populations plus jeunes en ce qui concerne le nombre et le positionnement des TLD. [62]

1. Aspects dosimétriques dans la CBCT

La dose de rayonnement peut être définie comme "la *quantité d'énergie absorbée par unité de masse sur un site d'intérêt*" et la dosimétrie correspond au processus de mesure. [63] Les doses peuvent cependant être mesurées et exprimées de différentes manières, en utilisant le *Système International d'Unités (*SI) (Tableau 1.1).

Dose	Definition	Unit of measurement
Absorbed dose	Amount of energy absorbed per unit mass of material.	Gray (Gy)
Equivalent dose	A radiation-weighted dose quantity which takes into account the type of ionising radiation producing the dose.	Sievert (Sv)
Effective dose	The sum of the equivalent dose to each organ multiplied by its own tissue weighting factor. This factor represents the radiosensitivity of each organ.	Sievert (Sv)

Table 1.1 Types of doses, definitions and units of measurements.
Adapted from the International Commission on Radiological Protection, 2007.

La dose absorbée est utilisée comme mesure pour le contrôle de la qualité et les audits de dose, mais elle n'est pas un bon indicateur des dommages biologiques et du risque stochastique. Pour le calcul de la dose efficace, le facteur de pondération des rayonnements pour les rayons X est de 1. La dose efficace est une quantité de dose qui permet d'estimer le risque stochastique et constitue une comparaison utile entre différentes technologies, procédures et équipements. Cette dose ne peut pas être déterminée *in vivo,* mais peut être mesurée dans le cadre d'études en laboratoire ou à l'aide de modèles de calcul (Commission internationale de protection radiologique, 2007).

La Commission internationale de protection radiologique (CIPR) a modifié en 2007 la liste des facteurs de pondération des organes et des tissus établie précédemment (Commission internationale de protection radiologique, 1990). Les changements les plus significatifs pour les organes et les tissus de la région maxillo-faciale ont été l'incorporation des glandes salivaires avec un facteur de pondération spécifique, l'inclusion du cerveau comme organe indépendant (auparavant il faisait partie des organes restants) et la représentation accrue des organes restants (avant : 0,05, maintenant : 0,12). Ces changements ont augmenté l'efficacité des examens radiologiques à dose dans la région cranio-faciale. [64] Bien que le facteur de pondération des tissus de la glande thyroïde ait diminué, cette glande reste pertinente lorsque la zone maxillo-faciale est évaluée par rayons X. Il existe plusieurs organes radiosensibles dans la zone maxillo-faciale, qui peuvent être partiellement ou complètement irradiés par le faisceau primaire ou le rayonnement diffusé. Récemment, Ludlow *et ses collaborateurs* (2014) ont réalisé une méta-analyse des études de dosimétrie de la CBCT. Ils ont constaté que dans les fantômes adultes, la contribution la plus importante à la dose efficace dans l'imagerie par CBCT provient des organes restants (25 %), suivis de la glande thyroïde (20 %), de la moelle osseuse (19 %), des glandes salivaires (16 %) et du cerveau (10 %) pour les grands FOV.

Cependant, une publication récente de Koivisto *et al.* (2014) n'a pas été incluse dans la méta-analyse et montre une distribution différente, les contributeurs les plus importants étant, par ordre décroissant, la moelle osseuse (28-29%), les autres organes (25-27%), le cerveau (15%) et la glande thyroïde (13-14%). Dans le cas des enfants fantômes, il a été démontré que l'organe contribuant le plus significativement à la dose efficace est la glande thyroïde (37 %), suivie des autres organes (27 %), des glandes salivaires (16 %) et de la moelle osseuse (9 %) pour les VFO de taille moyenne et grande.

2. Méthodes dosimétriques dans la CBCT

Il existe plusieurs façons de réaliser des études dosimétriques, comme l'utilisation de cadavres[65], de fantômes anthropomorphes ou de modèles informatisés. La dosimétrie peut également être réalisée *in vivo* pour l'évaluation de la dose cutanée. [66] Toutefois, l'approche la plus courante jusqu'à présent est l'utilisation de fantômes anthropomorphes, car elle semble être une méthode sûre et fiable qui évite également les expériences sur les rayonnements ionisants chez l'homme qui impliqueraient des questions éthiques. [67]

La dosimétrie thermoluminescente est basée sur la propriété que certains matériaux émettent de la lumière visible lorsqu'ils sont exposés à une source de chaleur. Ainsi, l'énergie qu'ils ont préalablement absorbée des rayons X est transformée en rayonnement optique (lumière visible), puis en un signal électrique et enfin en une valeur numérique liée à la dose (Agence internationale de l'énergie atomique, 2007). L'objectif de la dosimétrie thermoluminescente est de détecter, d'analyser et de quantifier l'intensité du rayonnement qu'un objet a reçu au moyen d'une lecture thermoluminescente. L'utilisation de dosimètres thermoluminescents (DTL) permet d'obtenir la dose aux tissus/organes et de calculer la dose efficace. Les DTL les plus couramment utilisés pour les applications dentaires et médicales sont constitués de fluorure de lithium dopé au magnésium et au titane (LiF:Mg,Ti) mais d'autres matériaux sont également disponibles (Agence internationale de l'énergie atomique, 2007). Les TLD peuvent être produits sous différentes formes telles que des carrés, des disques, des cylindres ou de la poudre, le TLD carré solide étant couramment utilisé en dosimétrie de la CBCT dentaire. Les TLD peuvent être chargés sur des fantômes anthropomorphes spéciaux de dosimétrie qui sont tranchés transversalement et comportent un certain nombre de trous percés répartis dans une grille sur chaque tranche .

La position de chaque TLD dans le fantôme dépend de l'organe/tissu à évaluer. Il existe différents modèles de fantômes anthropomorphiques qui peuvent être utilisés à des fins de dosimétrie. Certains de ces fantômes sont constitués d'un véritable matériau squelettique, tandis que d'autres sont constitués d'un polymère imitant l'os. Les deux types de fantômes sont intégrés dans un matériau équivalent aux tissus mous. Il n'y a pas de consensus concernant le nombre et la localisation des TLD et les différences entre les différents modèles de fantômes peuvent rendre la comparaison difficile (Li, 2013). L'identification de la position correcte dans un fantôme pour un organe particulier est également une cause potentielle de variabilité, car la localisation est subjective. En outre, dans le cas de la glande thyroïde, par exemple, la position varie en fonction de l'âge du patient, de sorte qu'il convient de sélectionner des positions différentes pour les TLD dans un fantôme. Différentes approches ont été utilisées chez les adultes et les populations plus jeunes en ce qui concerne le nombre et le positionnement des TLD. [68]

3. Organes et doses efficaces dans la CBCT

Bien que la gamme des doses de rayonnement dans la CBCT soit inférieure à celle de la tomodensitométrie, elle est toujours supérieure à celle des radiographies dentaires conventionnelles. [69] En outre, des protocoles ont été décrits pour les scanners CT avec des doses similaires à celles de la CBCT pour une utilisation dans la région maxillo-faciale. Une large gamme de doses efficaces et de doses absorbées par les organes a été signalée en fonction des caractéristiques de l'équipement, telles que la tension et le courant du tube, le faisceau pulsé par rapport au faisceau continu, la filtration et la collimation du faisceau, la rotation partielle ou complète et la taille du FOV. [70]

Field of view	Effective dose (μSv)	Median
Dento-alveolar	11- 674	61
Craniofacial	30-1073	87

Table 1.3 Range of effective doses observed in several studies with different cone-beam computed tomography machines, grouped into two fields of view. Adapted from European Commission, 2012.

Dans la CBCT dentaire, des doses efficaces plus élevées pour les enfants ont été constatées dans des études de laboratoire sur la CBCT en comparant des fantômes d'enfants et d'adolescents avec des fantômes d'adultes lorsque les paramètres d'exposition sont maintenus constants. Comme les organes sont plus proches du faisceau de rayons X primaire ou de la surface de la peau à un jeune âge, il faut s'attendre à des doses plus élevées et à des doses efficaces.

4. Risques liés aux rayonnements ionisants dans la CBCT

Les jeunes patients ont une probabilité plus élevée d'effets tardifs des radiations, en raison de leur plus longue durée de vie prospective et de la plus grande sensibilité des organes en développement aux radiations (Commission internationale de protection radiologique, 2007). Il convient donc d'accorder une attention particulière à leur protection lors des examens radiologiques.

Deux groupes d'effets peuvent être causés par les rayonnements ionisants :

1) Réactions tissulaires.

Anciennement appelés effets déterministes (Commission internationale de protection radiologique, 2011), ils sont associés à la mort cellulaire et ont une dose seuil au-dessus de laquelle ils apparaissent. La gravité des effets dépend des doses Il existe des doses seuils différentes pour chaque organe, mais toutes sont beaucoup plus élevées que les doses utilisées en radiologie dentaire (par exemple, brûlures de la peau : 2Gy, des yeux (cataractes) : 0,5Gy (Commission internationale de protection radiologique, 2007, Commission internationale de protection radiologique, 2011). Ainsi, pour la pratique clinique normale, ces réactions ne sont pas prises en compte en radiologie dentaire (Commission européenne, 2012).

2) Effets stochastiques.

Elles n'ont pas de seuil spécifique et peuvent apparaître même pour la plus petite dose. Ils sont basés sur les dommages causés par l'acide désoxyribonucléique (ADN), y compris le cancer et les effets héréditaires (Commission internationale de protection radiologique, 2007). Il n'existe pas de preuves concluantes concernant une association entre les radiographies dentaires multiples et le cancer de la thyroïde [17,] principalement en raison des très faibles doses utilisées et des difficultés inhérentes aux méthodes de recherche utilisées dans ces études [32].

Cependant, le modèle linéaire sans seuil (LNT) pour les relations dose-risque est actuellement accepté (Commission internationale de protection radiologique, 1977) pour les doses inférieures à 100mSv. Ce modèle établit une relation linéaire entre le risque et la dose de rayonnement, de sorte que l'augmentation de la dose entraîne une augmentation proportionnelle de l'occurrence des effets stochastiques. En d'autres termes, il n'y aurait pas de seuil de rayonnement "sûr" en dessous duquel on peut être assuré qu'aucun effet délétère ne pourrait apparaître (Commission internationale de protection radiologique, 2007). Le principal risque des rayonnements ionisants est la possibilité accrue de développement d'un cancer. Le risque de cancer mortel a été estimé à 5 % par Sv de dose efficace chez les adultes (Commission internationale de protection radiologique, 2007, National Radiological Protection Board, 1993), ce qui peut être interprété comme 1 sur 20 000 pour chaque mSv de dose efficace .

Dans le cas spécifique de la CBCT, ce risque a été estimé à environ 1 sur 400 000 chez les adultes. Il a été dit que les enfants ont un risque 2 à 3 fois plus élevé de développer un cancer mortel que les adultes (Commission internationale de protection radiologique, 1990), donc le risque lié aux radiations est plus élevé dans les groupes d'âge plus jeunes. [71]

Principes de base de la radioprotection

En ce qui concerne les enfants, un dentiste devrait être encore plus vigilant pour ne pas exposer un jeune individu en pleine croissance à des radiations "inutiles". Les objectifs économiques ne devraient jamais être une raison pour soumettre les patients à des radiations ionisantes. Cela nous amène aux trois principes de base de la radioprotection.

- Tout d'abord, il y a le **"principe de justification"**, qui signifie que la prise de radiographies n'est indiquée que s'il n'y a pas d'autre moyen d'obtenir les informations nécessaires. Il indique également que si le patient ne peut pas supporter la procédure, aucune radiographie ne doit être prise (par exemple, ne pas procéder si un enfant ne peut pas rester debout suffisamment longtemps pendant une radiographie panoramique).
- Ensuite, il y a le **"principe de limitation",** qui stipule que les praticiens doivent toujours essayer de maintenir la dose de rayonnement reçue par un patient au niveau le plus bas qu'il soit raisonnablement possible d'atteindre (ALARA).
- Troisièmement, il y a le **"principe d'optimisation"** qui stipule que tout praticien devrait toujours essayer d'obtenir les meilleures images diagnostiques possibles, en gardant à l'esprit les deux principes précédents. [72]

PRINCIPES POUR UNE UTILISATION SÛRE DE LA TOMOGRAPHIE PAR ORDINATEUR À FAISCEAU CONIQUE DENTAIRE ET MAXILLO-FACIALE

Le Conseil recommande l'adhésion aux principes suivants pour une utilisation sûre et appropriée de la CBCT dans la pratique clinique.

- Comme pour les autres modalités radiographiques, l'imagerie par CBCT ne doit être utilisée qu'après un examen de l'état de santé et des antécédents d'imagerie du patient et après un examen clinique approfondi.

- Conformément au rapport n° 145 du National Council on Radiation Protection & Measurements10 (NCRP) et aux critères de sélection standard pour les radiographies dentaires11, les cliniciens ne devraient pratiquer l'imagerie radiographique, y compris la CBCT, qu'après avoir obtenu une justification professionnelle selon laquelle les avantages cliniques potentiels l'emporteront sur les risques associés à l'exposition aux rayonnements ionisants. Tous les examens radiographiques doivent être indiqués cliniquement et justifiés de manière appropriée, et ces examens ne doivent pas être effectués à des fins de dépistage. D'autres considérations doivent être pesées avant l'exposition des enfants et des adolescents. Ces patients sont plus radiosensibles (c'est-à-dire que leur risque de cancer par unité de dose de rayonnement ionisant est plus élevé), et ils ont un risque plus élevé de développer des cancers radio-induits au cours de leur vie. [23,73]

- Le clinicien ne doit prescrire des radiographies dentaires traditionnelles et des scanners de CBCT que lorsqu'il s'attend à ce que le rendement diagnostique soit bénéfique pour les soins du patient, améliore la sécurité du patient, améliore sensiblement les résultats cliniques ou tous ces éléments.

- La CBCT doit être considérée comme un complément aux modalités d'imagerie orale standard. La CBCT peut compléter ou remplacer la radiographie dentaire conventionnelle (bidimensionnelle ou panoramique) pour le diagnostic, le suivi et le traitement des maladies bucco-dentaires ou la gestion des affections bucco-dentaires lorsque, dans le cadre de son processus de décision, le clinicien détermine que les structures anatomiques bucco-dentaires d'intérêt peuvent ne pas être saisies de manière adéquate au moyen de la radiographie conventionnelle.

- Conformément au principe "as-low-as-reasonablyachievable" (ALARA), la dose de rayonnement pour les patients dentaires doit être optimisée pour atteindre le niveau pratique le plus bas afin de répondre à une situation clinique spécifique. (**Note de l'auteur** : "Optimisation de la dose" signifie que la dose de rayonnement délivrée aux organes et tissus d'intérêt clinique ne doit pas être supérieure à celle requise pour une imagerie adéquate et que la dose délivrée aux autres structures doit être réduite au minimum. On considère que la dose de rayonnement du patient est optimisée lorsque l'imagerie est réalisée avec la plus petite quantité de rayonnement nécessaire pour fournir une qualité d'image adéquate. L'objectif de toute procédure d'imagerie est de fournir des images adéquates pour l'objectif clinique. Ce qui constitue une qualité d'image adéquate dépend de la modalité utilisée et de la question clinique posée). Le clinicien doit limiter la dose de rayonnement pour les scanners de CBCT en optimisant la qualité de l'image, en utilisant la plus petite FOV nécessaire pour imager une zone anatomique d'intérêt spécifique et en utilisant la combinaison la plus faible de sortie du tube et de temps de balayage (en milliampères) compatible avec un contenu de bruit d'image et un artefact de mouvement adéquats.

- Les opérateurs de CBCT doivent prendre toutes les précautions nécessaires pour réduire la dose de rayonnement et assurer la sécurité du patient pendant l'imagerie de CBCT. L'utilisation de cols thyroïdiens et de tabliers de plomb est recommandée dans le guide de radioprotection de la NCRP10. Cependant, il n'est ni possible ni souhaitable d'utiliser ces dispositifs de protection dans toutes les situations cliniques, en particulier dans les cas où le col ou le tablier peut obstruer la zone d'intérêt. Les cols thyroïdiens et les tabliers de plomb doivent être utilisés lorsqu'ils ne gênent pas l'examen.

- Un examen de CBCT doit être prescrit par un dentiste qui a reçu une formation et un enseignement appropriés en matière d'imagerie de CBCT, y compris une compréhension de la signification de la sélection de CBCT et des résultats de l'imagerie.

- Les images CBCT des structures buccales et maxillo-faciales qui font l'objet de l'examen CBCT doivent être évaluées par un dentiste ayant une formation et un enseignement appropriés en matière d'interprétation CBCT. (**Note de l'auteur :** l'établissement de normes formelles pour la formation et l'éducation en matière de CBCT dépasse la portée de cette déclaration consultative de la CSA. Le Conseil partagera la déclaration avec la Commission d'Accréditation Dentaire et d'autres groupes éducatifs pour un examen plus approfondi).

- Quel que soit le but principal de la sélection de la CBCT, l'ensemble des données d'images doit être interprété par un prestataire de soins de santé dûment qualifié (comme un dentiste ou un médecin). Le clinicien prescripteur doit recevoir un rapport radiologique complet. Si le prescripteur interprète également les images de la CBCT, il doit consigner les résultats dans le dossier du patient et les communiquer de manière appropriée au patient ou, si le patient est mineur, à son parent ou à son tuteur légal.

- Les praticiens dentaires qui utilisent des appareils de CTF doivent recevoir une formation et un enseignement appropriés sur l'utilisation sûre des systèmes d'imagerie de CTF. Bien qu'il puisse y avoir des cas où la formation dispensée par les vendeurs de systèmes CBCT est appropriée, les praticiens dentaires doivent tenir compte de la source des informations concernant la radioprotection. Le Conseil encourage les opérateurs de CBCT à participer à des cours de formation continue afin de maintenir des connaissances adéquates en matière de radioprotection dans le cadre des soins dentaires.

- Les dentistes doivent se conformer aux réglementations fédérales et étatiques applicables en matière de fourniture de modalités d'imagerie dentaire. Cela inclut le respect des réglementations ou des directives visant à garantir un environnement de travail sûr pour le personnel et le public en ce qui concerne les équipements de CTF et les autres sources de rayonnements ionisants. Les opérateurs des unités de CTF doivent contacter les programmes de contrôle des rayonnements locaux et d'État pour vérifier toute exigence supplémentaire relative à l'exploitation de la CTF, y compris les exigences applicables en matière d'autorisation ou d'accréditation.

- Les dentistes doivent faire preuve de jugement professionnel dans la prescription et la réalisation des examens de CBCT en consultant les recommandations des directives de CBCT disponibles et en tenant compte de la situation clinique et des besoins spécifiques de chaque patient. Étant donné le développement et la recherche en cours dans cette technologie, les dentistes devraient se tenir au courant de la littérature scientifique et appliquer une approche fondée sur les preuves et la science à l'utilisation de la CBCT.

- Cette déclaration consultative appelle les agences appropriées au sein de l'ADA et de la communauté dentaire en général à développer et à mettre en œuvre des recommandations et des critères pour une formation et un enseignement adéquats de la CBCT pour les dentistes ou autres opérateurs d'unités de CBCT. Ces recommandations devraient inclure, sans s'y limiter, l'évaluation du patient, la radioprotection, la sélection de paramètres d'imagerie CBCT appropriés, la réalisation de l'examen CBCT et l'interprétation des images. Les recommandations doivent également inclure les exigences relatives aux programmes d'enseignement dentaire pré-doctoral et aux cours et formations de formation continue.

- Les installations utilisant des systèmes de CTF doivent consulter un physicien de la santé (ou un autre expert qualifié) pour effectuer des évaluations de performance et de conformité des équipements, dans un premier temps à l'installation, puis suivre un calendrier conforme aux exigences locales, étatiques et fédérales. Le Conseil recommande qu'une évaluation des performances soit effectuée au moins une fois par an. Les évaluations devraient inclure une estimation de la dose au patient afin d'aider l'installation à gérer la dose au patient.

- Le personnel des établissements utilisant la CBCT devrait établir un programme de contrôle de la qualité. Ce programme peut être basé sur les recommandations du fabricant ou peut être établi, mis en œuvre et contrôlé par un expert qualifié.

AVANTAGES DE LA CBCT

1. **Limitation du faisceau de rayons X et réduction de la dose de rayonnement** : Réduit la taille de la zone irradiée par collimation du faisceau de rayons X primaire sur la zone d'intérêt, minimisant ainsi la dose de rayonnement. La plupart des unités de CBCT peuvent être ajustées pour balayer de petites régions pour des tâches diagnostiques spécifiques. En utilisant les facteurs de pondération tissulaire recommandés par la Commission internationale de protection radiologique en 1990 et récemment approuvés en 2007, les doses efficaces vont de 52 à 1025 µSv selon l'équipement et le protocole d'imagerie et le champ de vision (FOV) choisis. De plus, les modifications du positionnement du patient (inclinaison du menton) et l'utilisation d'une protection individuelle supplémentaire (collier thyroïdien) peuvent réduire considérablement la dose, jusqu'à 40 %.

2. **Précision de l'image** : dans la tomodensitométrie classique, les voxels, qui déterminent la résolution de l'image, sont anisotropes, c'est-à-dire qu'il s'agit de cubes rectangulaires dont la plus grande dimension est l'épaisseur axiale de la tranche. Au lieu de cela, les unités de CTF fournissent des résolutions de voxels qui sont isotropes, c'est-à-dire égales dans les 3 dimensions. Cela permet d'obtenir une résolution sub-millimétrique allant de 0,4 mm à 0,125 mm.

3. **Temps de balayage rapide :** Le temps de balayage est rapide car la CBCT acquiert toutes les images de base en une seule rotation. Cela permet de réduire les artefacts de mouvement grâce à la réduction des mouvements du sujet.

4. **Modes d'affichage propres à l'imagerie maxillo-faciale :** La reconstruction des données est plus facile et moins longue que la tomodensitométrie classique. En outre, un logiciel d'analyse est disponible pour le clinicien et le radiologue, soit par achat direct, soit sous forme de licence innovante "à l'utilisation" auprès de différents fournisseurs. Cela permet au professionnel dentaire de faire une évaluation en temps réel au fauteuil et d'effectuer des analyses spécifiques à la tâche.

5. **Réduction de l'artefact d'image :** grâce aux algorithmes de suppression d'artefacts des fabricants et à un nombre croissant de projections, on a observé que les images de CBCT peuvent entraîner un faible niveau d'artefact métallique, en particulier dans les reconstructions secondaires conçues pour la visualisation des dents et des mâchoires. [74]

Points forts et limites

Points forts

1. **Taille et coût : Les** équipements de la CBCT ont une taille très réduite qui peut être facilement adaptée au cabinet dentaire. Le coût est presque quatre à cinq fois plus élevé que celui de la CT.

2. **Scanner à grande vitesse : le** CBCT ne nécessite qu'un seul balayage pour capturer les données nécessaires par rapport aux scanners CT classiques, ce qui réduit considérablement le temps de balayage.

3. **Précision de l'image - résolution submillimétrique :** Le jeu de données volumétriques comprend un bloc 3D de structures cubiques, appelées voxels. La taille des voxels détermine la résolution de l'image. La CBCT fournit une résolution de voxels qui sont isotropiquement égaux dans les trois dimensions. Cela permet d'obtenir une résolution submillimétrique.

4. **Faible dose de rayonnement pour le patient :** selon le Comité international de radioprotection, la dose efficace pour la CBCT est comprise entre 52 et 1025 microsieverts (µSv), soit 96 % à 51 % de moins que la CT de tête conventionnelle (entre 1400 et 21 000 µSv). De plus, dans la CBCT, le faisceau de rayons X peut être collimaté pour réduire la zone irradiée, ce qui permet de réduire la dose et l'exposition. La dose de rayonnement du patient peut être réduite en protégeant la thyroïde et la colonne cervicale. [1]

5. **Analyse interactive :** Les données de balayage acquises sont reconstruites par certains logiciels qui fournissent également des applications étendues pour l'évaluation du site d'implantation, l'analyse céphalométrique. Des mesures commandées par curseur sont également possibles. [75]

Limitations

1. Bruit de l'image : Il s'agit d'une variation aléatoire de la luminosité ou des informations de couleur dans les images qui contribue à la dégradation de l'image de la CBCT. En plus de la protection de base de l'image, certains autres volumes de rayonnement sont irradiés, ils sont enregistrés sous forme de pixels sur le détecteur de zone de faisceau conique. Il ne reflète pas réellement l'objet ou le site anatomique d'intérêt. L'homogénéité du photon des rayons X et la divergence accrue du faisceau de rayons X provoquent également un bruit d'image.

2. Mauvais contraste des tissus mous : L'intensité des photons des rayons X varie en fonction du tissu à travers lequel ils sont transmis. Elle diffère selon la densité du tissu, son numéro anatomique et son épaisseur. Il y a une diffusion du faisceau de rayons X qui contribue au mauvais contraste des tissus mous. [1,75]

LES APPLICATIONS CLINIQUES

53

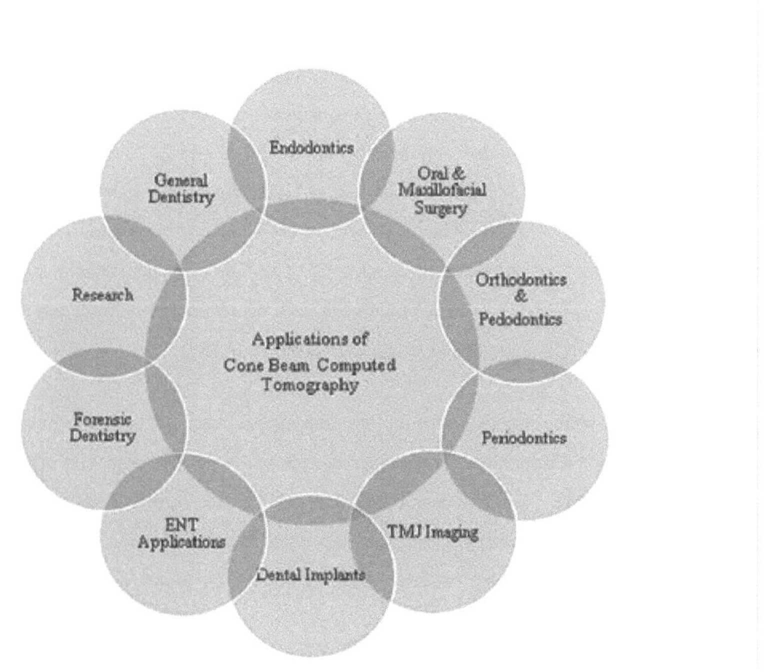

APPLICATIONS CLINIQUES DE LA CBCT EN CHIRURGIE ORALE ET MAXILLO-FACIALE

La capacité à représenter toutes les structures anatomiques sans superposition de structures buccales et linguales fait de la CBCT un guide extrêmement utile dans les chirurgies buccales et maxillo-faciales. Elle est supérieure à la radiographie panoramique pour la localisation du canal alvéolaire inférieur par rapport à la troisième molaire atteinte, car ce canal suit fréquemment un chemin tortueux et peut donc ne pas être interprété de manière fiable sur une image en deux dimensions [76] (figure A). De même, l'interprétation de la relation buccolinguale d'un chien atteint par rapport à l'incisive latérale est beaucoup plus simple avec la CBCT (figure B), qui nécessite autrement de multiples vues IOPA et occlusales à angle oblique. L'ankylose des dents incluses est également visualisée de manière plus fiable par la CBCT, ce qui permet d'anticiper la difficulté du traitement en temps utile [2].

La CBCT fournit également des informations importantes sur l'étendue et la localisation des lésions kystiques et d'autres lésions bénignes et aide parfois à leur détection qui, autrement, serait manquée (figure C). Les changements associés comme la présence et l'étendue de la résorption osseuse, les expansions corticales, les calcifications, la sclérose osseuse dans l'os environnant, etc. peuvent également être visualisés de manière plus prévisible avec l'imagerie en coupe par rapport aux images 2D classiques77 (figure D). En effet, puisque l'effet de superposition est supprimé, la structure interne ou les structures environnantes peuvent être visualisées couche par couche, ce qui permet une meilleure interprétation. La CBCT est donc un outil très utile pour la planification chirurgicale de ces cas, car elle permet d'évaluer l'étendue totale et la proximité relative de diverses structures anatomiques.

De plus, les lésions malignes peuvent être différenciées des lésions bénignes en étudiant attentivement la douceur ou l'irrégularité de leurs marges et le schéma d'invasion osseuse (figure E). L'imagerie en coupe permet de révéler ces caractéristiques dès les premiers stades. La CBCT s'est révélée comparable à la tomographie informatisée multi-coupes pour l'étude du schéma d'invasion osseuse dans les tumeurs malignes76. L'IRM reste cependant une meilleure alternative pour les tumeurs des tissus mous.

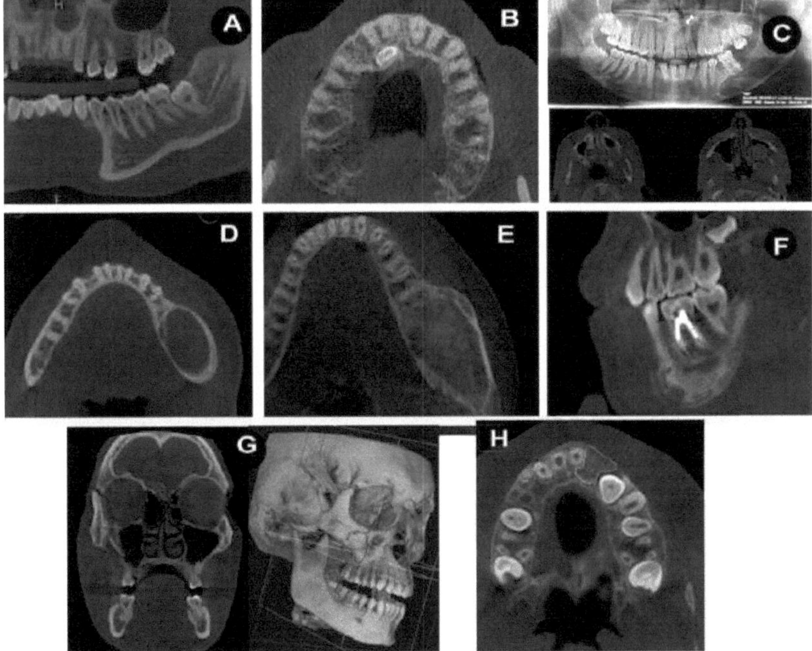

1. **Utilisations de la CBCT dans les chirurgies maxillo-faciales**.

R : Coupe de la CBCT montrant l'emplacement exact du canal alvéolaire inférieur par rapport à la troisième molaire inférieure.

B : Coupe transversale montrant l'emplacement de la canine palatine touchée par rapport au reste de l'arcade.

C : Patient présentant une OKC multiple. Le kyste au maxillaire gauche n'était pas très clair en OPG. La coupe transversale révèle un kyste important au maxillaire gauche ainsi que son extension dans le sinus.

D : Dilatation corticale due à l'OKC clairement évidente en coupe transversale.

E : sarcome d'Ewing dans la mandibule, évident avec des marges irrégulières et un modèle d'invasion osseuse.

F : Réaction de l'os périostéal dans l'ostéomyélite.

G : Fracture à la suture FZ, contrefort zygomatique et paroi maxillaire clairement évidente.

H : Le volume de la fente peut être mesuré.

La CBCT permet également d'avoir une vision plus claire de la réaction osseuse périostée dans les lésions inflammatoires chroniques par rapport aux radiographies occlusales et panoramiques. [2]

La CBCT est un outil d'imagerie alternatif valable à la MDCT pour les fractures complexes de la mâchoire78 . Cependant, pour les patients traumatisés ayant des fractures vertébrales ou des traumatismes crâniens associés, la TMC et l'IRM sont de meilleures alternatives. La CBCT permet de mieux comprendre le défaut de fente palatine chez les patients atteints de fente palatine. La relation entre la fente palatine, la dentition et la cavité nasale peut être étudiée de manière approfondie. Le soutien de l'os alvéolaire des dents associées à une fente peut être évalué. Le volume du défaut de fente peut être mesuré et, par conséquent, la quantité de greffon nécessaire pour reconstruire l'alvéole peut être déterminée [76].

Dentisterie implantaire

Les avantages de la CBCT pour visualiser l'alvéole en 3 dimensions et effectuer des mesures précises avant l'opération sont évidents dans le domaine de la dentisterie implantaire (Fig 2).

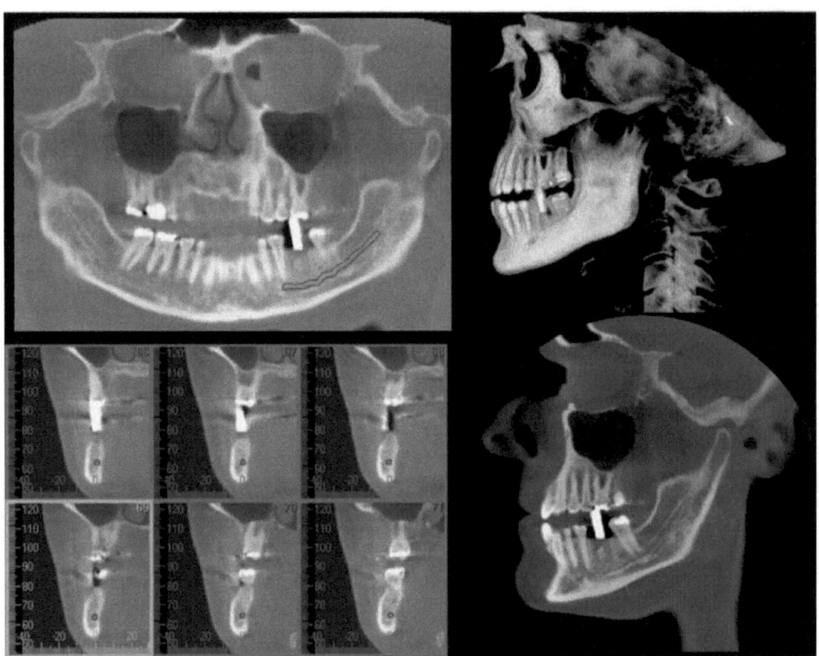

2. Images produites à partir d'une seule exposition à des fins de planification d'implants dentaires. Les images sélectionnées ici sont des vues panoramiques et en coupe transversale avec le nerf mandibulaire marqué, ainsi qu'une vue de surface et radiographique (projection d'intensité maximale) avec le stent en place.

Avec la radiographie panoramique conventionnelle, il n'est pas rare de prévoir un soutien osseux adéquat en préopératoire, pour être ensuite déçu par la réflexion des tissus. De toute évidence, le fait de disposer de ces informations en préopératoire réduit considérablement la probabilité de devoir modifier l'approche du traitement en peropératoire. Cela donne au chirurgien la possibilité d'anticiper la pose des implants et même de les placer dans un modèle virtuel en termes de hauteur et de largeur de l'os, de position des nerfs et même de mesures objectives de la qualité de l'os. [2] Par rapport à une radiographie panoramique traditionnelle, l'appareil moyen produit un grossissement d'environ 25%, dont il faut tenir compte lors de la planification du placement de l'implant.

Des études préliminaires sur la CBCT, en particulier sur le NewTom 9000, ont conclu que l'image de la CBCT sous-estimait les distances réelles ; cependant, ces différences n'étaient significatives que pour la base du crâne. L'imagerie des régions dentomaxillo-faciales s'est avérée assez fiable, ne montrant aucune différence significative. Le fait que les mesures de la CBCT soient régulièrement précises dans tout le maxillaire et la mandibule en fait une excellente modalité de planification de la pose d'implants. [76,78] La tomodensitométrie multi-coupes conventionnelle a été utilisée pour la planification des implants et pour la fabrication d'un stent utilisé en per-opératoire pour une mise en place précise des implants dans des endroits prédéterminés. Le stent peut être fabriqué sur la base d'une image CT sans qu'il soit nécessaire d'entrer en contact avec le patient, ce qui permet un placement précis des implants, la préfabrication de la prothèse et des piliers, et la livraison de la prothèse le jour même de l'opération. Les images de CBCT ont des capacités similaires, avec l'avantage d'une exposition moindre du patient aux radiations.

Le scanner conventionnel est utilisé de manière systématique dans le diagnostic de la pathologie maxillo-faciale. Étant donné la résolution plus élevée, la dose de rayonnement plus faible et le coût plus faible de la CBCT pour l'imagerie de la région maxillo-faciale, il va de soi que la CBCT peut facilement remplacer la CT conventionnelle à cet égard. L'imagerie tridimensionnelle des kystes et des tumeurs de la région maxillo-faciale peut fournir au chirurgien les informations vitales nécessaires à la planification de la chirurgie ; avec l'analyse volumétrique, cela peut aider à anticiper le besoin et le volume d'un greffon potentiel pour la reconstruction (Fig 3). Les données de la CBCT peuvent également être utiles pour créer un modèle stéréolithique de la zone d'intérêt.

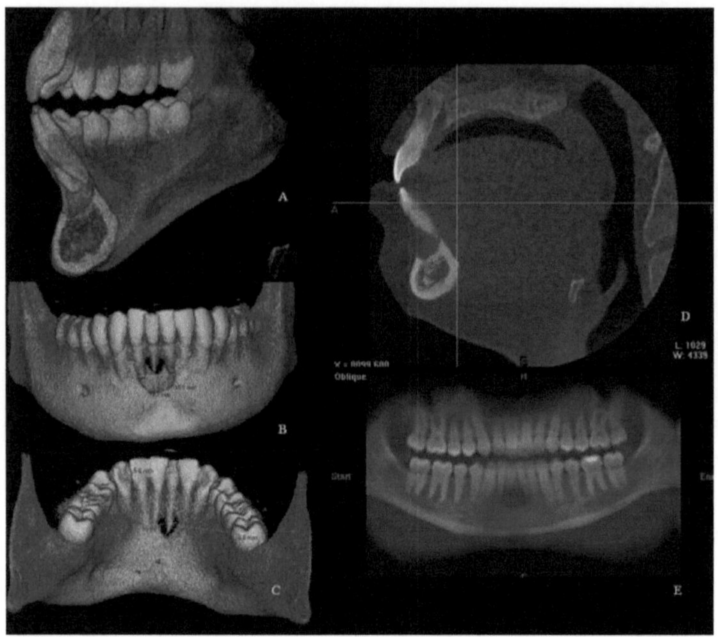

3.Images de CBCT d'un patient avec un kyste mandibulaire. *A*, Vue mésiale de la moitié droite de la mandibule en mode surface. *B, Vue* antérieure de la mandibule en mode surface (mesures en mm). *C,* Vue linguale de la mandibule en mode surface (mesures en mm). *D*, Vue radiographique en coupe du maxillaire et de la mandibule. *E, Vue* panoramique.

Troubles articulaires

Le diagnostic et la planification du traitement des troubles de l'articulation temporo-mandibulaire (ATM) sont souvent très difficiles. Bien que l'imagerie par résonance magnétique reste la référence en matière d'imagerie des composantes intra-articulaires de l'ATM, l'évaluation des composantes osseuses est souvent laissée aux radiographies panoramiques conventionnelles. Les radiographies panoramiques peuvent donner une impression générale de l'articulation en 2 dimensions mais ont une faible sensibilité pour évaluer les changements du condyle, une faible fiabilité et une faible précision pour évaluer les composantes temporelles de l'articulation. [13] Il a été démontré que l'imagerie offerte par les appareils de CBCT actuels permettait une évaluation radiographique complète des composants osseux de l'ATM (Fig 4).

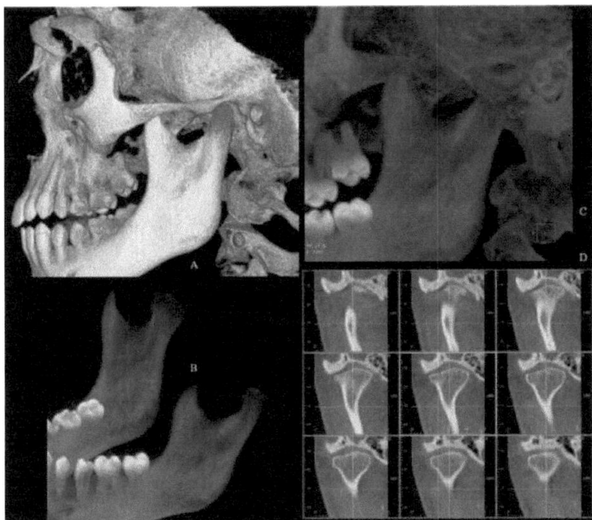

4. différents points de vue possibles sur le complexe de l'ATM en utilisant la CBCT. *A*, mode Surface. *B*, Mode radiographique. *C*, Gros plan de la vue radiographique. *D,* Vue en coupe dans le mode radiographique.

Les images qui en résultent sont de haute qualité diagnostique. Étant donné la dose de rayonnement et le coût considérablement réduits par rapport à la tomodensitométrie classique, la CBCT pourrait bientôt devenir l'outil expérimental de choix pour évaluer les modifications osseuses de l'ATM. [2,77]

Chirurgie cranio-faciale

La planification du traitement des patients souffrant de fentes labiales et palatines implique de nombreuses considérations uniques. En raison du jeune âge des patients et des préoccupations concernant l'exposition aux radiations, la tomodensitométrie classique n'est pas toujours utilisée. Le moment de la réparation de la fente alvéolaire est souvent déterminé sur la base de radiographies panoramiques et occlusales. D'autres considérations incluent l'expansion palatine ainsi que l'alignement segmentaire. La CBCT devrait permettre une meilleure évaluation de l'âge dentaire, du positionnement des segments d'arcade et de la taille de la fente par rapport à la radiographie traditionnelle (Fig 5).

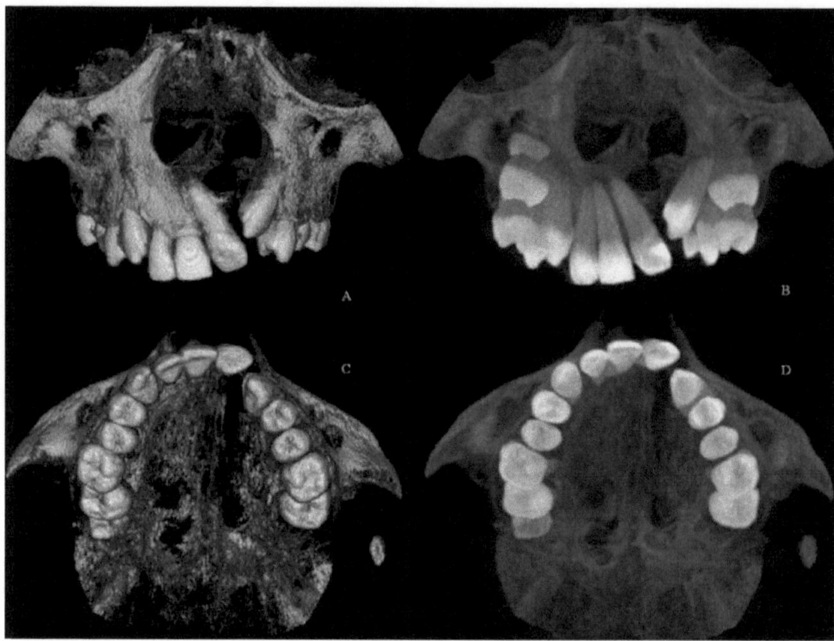

5.Images de CBCT d'un patient avec une fente palatine.
A, Vue antérieure du maxillaire en mode surface.
B, Vue antérieure du maxillaire en mode radiographique.
C, Vue occlusale du maxillaire en mode surface.
D, Vue occlusale du maxillaire en mode radiographique.

L'analyse volumétrique promet d'offrir une meilleure prédiction en termes de morphologie du défaut, ainsi que du volume de matériel de greffe nécessaire à la réparation. Les questions abondent concernant la stabilité de l'arcade après la greffe, la qualité du greffon osseux dans le temps et l'effet sur la croissance globale du visage ; la CBCT permet d'étudier ces questions en profondeur.

Chirurgie orthognathique

Les cliniciens évaluent depuis longtemps l'utilité de l'imagerie tridimensionnelle en orthodontie et en chirurgie orthognathique, une préoccupation majeure étant la corrélation entre les modifications des tissus mous et des tissus durs. [75] Pendant des décennies, la céphalographie latérale a été la modalité standard pour diagnostiquer les déformations du squelette et des dents, ainsi que pour la prédiction chirurgicale et la planification du traitement. Ces applications sont rendues possibles par les premières études de croissance du milieu des années 1970 qui ont ouvert la voie à l'analyse et à la prédiction céphalométriques actuelles. [2,13] De la même manière, il va de soi qu'avant qu'un modèle tridimensionnel puisse être adopté de manière fiable pour l'analyse orthodontique et orthognathique et la prédiction chirurgicale, des recherches approfondies sont nécessaires pour caractériser les points de repère et les relations que cette technologie nous permet de mesurer.

Aussi utile que puisse être l'analyse céphalométrique, sa précision d'imagerie est insuffisante dans des déformations telles que la microsomie hémifaciale, les asymétries faciales graves et l'inclinaison occlusale. L'imagerie tridimensionnelle des tissus durs et mous permet de disposer de toutes les données (fig. 6) ; la seule question est de savoir comment appliquer et manipuler au mieux ces données pour une planification plus précise de la chirurgie et du traitement.

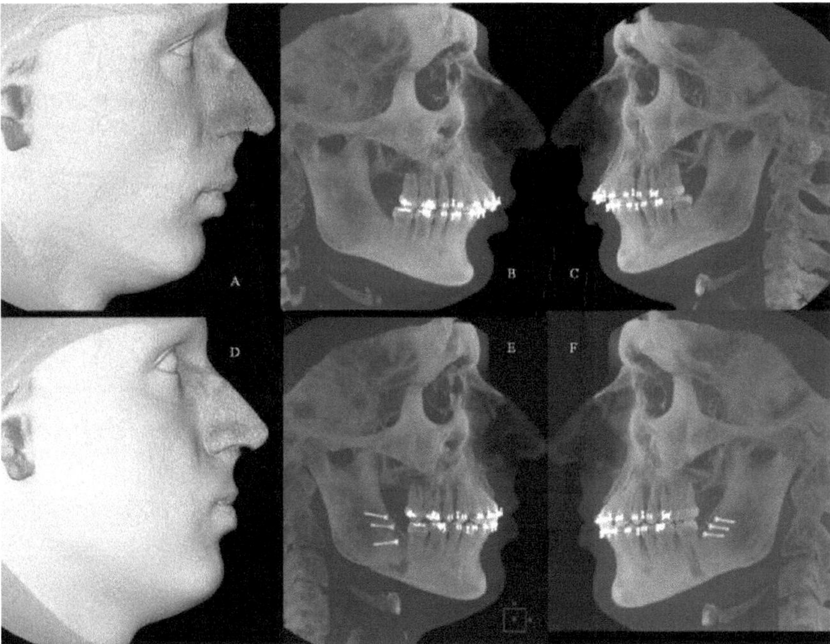

Images préopératoires et postopératoires de la CBCT d'un patient ayant subi une ostéotomie saggitale bilatérale. *A*, Vue du profil des tissus mous préopératoires en mode surface. *B*, Vue radiographique préopératoire de la moitié droite du patient. *C, Vue radiographique préopératoire de la moitié* gauche du patient. *D, Vue de* profil postopératoire des tissus mous en mode surface. *E, Vue radiographique postopératoire de la moitié droite du* patient. *F, Vue radiographique postopératoire de la moitié* gauche du patient.

Dents touchées

L'identification, la planification du traitement et l'évaluation des complications potentielles des dents incluses sont grandement améliorées par l'ajout de la troisième dimension grâce à la CBCT. L'évaluation du site devient non seulement moins invasive et moins longue, mais aussi plus complète. La relation entre les troisièmes molaires touchées et le canal mandibulaire, les dents adjacentes, les parois des sinus et les bords corticaux est une information diagnostique importante qui peut avoir un impact direct sur le résultat de la chirurgie. [78]

L'utilisation de la CBCT pour localiser et évaluer les cuspides et les dents surnuméraires touchées semble rendre la procédure chirurgicale plus efficace et moins invasive (Fig 7). Comme les structures anatomiques adjacentes à la région d'intérêt peuvent être vues en 3 dimensions, ces informations supplémentaires peuvent réduire la morbidité et les complications potentielles pendant l'opération, contribuant ainsi à un meilleur résultat.

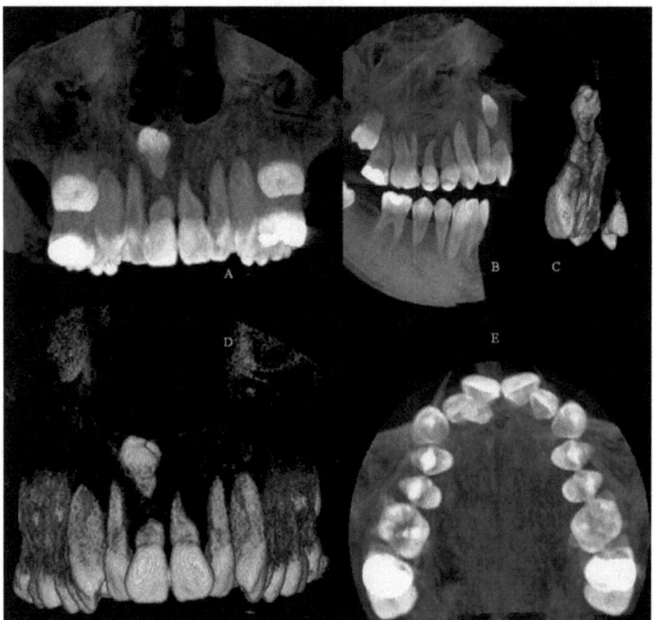

7. images de CBCT d'un patient ayant une dent surnuméraire incluse. *A*, Vue antérieure du maxillaire dans le
mode. *B*, Vue de la moitié droite du maxillaire en mode radiographique. *C, Vue de* surface du segment antérieur droit du maxillaire. *D, Vue* antérieure du maxillaire en mode surface. *E, Vue* occlusale du maxillaire en mode radiographique.

APPLICATIONS CLINIQUES DE LA CBCT EN ORTHODONTIE

En raison de la moindre erreur de superposition et de grossissement, et de la distorsion de l'image due à la taille isométrique des voxels utilisés dans la CBCT, ils sont plus précis que les céphalogrammes 2-D et les radiographies panoramiques. Bien qu'une faible VFO et une VFO moyenne soient utiles dans certains cas, comme pour l'évaluation de dents ou de mâchoires individuelles incluses, la plupart des circonstances indiquent généralement l'utilisation d'une CBCT de grand volume en orthodontie pour incorporer les bases du crâne, les os du visage et la dentition.

L'utilisation de moulages numériques, tels que préparés par la CBCT, a également été introduite en orthodontie et peut être utilisée pour mesurer les paramètres intra-arche17. Ces modèles numériques révèlent également les racines des dents et les dents non éruptives, fournissant ainsi des informations supplémentaires telles que les angulations couronne-racine et le rapport couronne-racine. Les dents individuelles peuvent également être segmentées dans ces moulages et le mouvement des dents peut être simulé, et le résultat du plan d'extraction/non-extraction peut être testé en préopératoire. Certaines améliorations logicielles permettent également de créer un patient virtuel, dans lequel les tissus mous, les tissus durs du squelette ou les structures dentaires sont individuellement améliorés à différents degrés, afin de simuler une image tridimensionnelle du patient virtuel. Ces images de patients virtuels peuvent ensuite être utilisées pour simuler des opérations chirurgicales, évaluer l'asymétrie faciale, numériser les mouvements des dents afin d'analyser les résultats, etc (figure E). Le volume des voies respiratoires pharyngiennes et les changements de volume de l'espace des voies respiratoires pharyngiennes après les opérations de recul mandibulaire peuvent également être mesurés.

En outre, la CBCT a une application immense dans la planification du traitement des cas de dents incluses. Il est possible d'évaluer l'emplacement exact de la dent et de planifier avec précision le point d'exposition chirurgicale et la mécanique à appliquer par la suite. Les images de CBCT aident également à planifier l'emplacement du dispositif d'ancrage temporaire, car l'épaisseur de l'os à différents endroits possibles et la distance entre deux racines peuvent être mesurées avec précision [79].

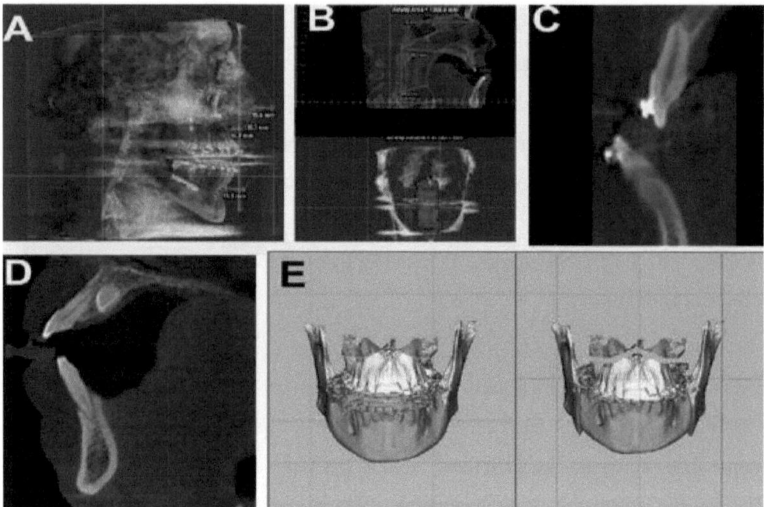

Utilisations de la CBCT en orthodontie.
R : Image CBCT améliorée avec le logiciel Dolphin, les tissus durs et mous sont appréciés.
B : Mesure des voies aériennes avec la CBCT.
C : La résorption de la racine apicale due à l'orthodontie peut être observée à des stades très précoces.
D : On peut voir l'emplacement exact de la couronne des dents touchées et planifier le point d'exposition chirurgicale.
E : Simulation chirurgicale utilisant la CBCT avec le logiciel Dolphin. L'image de gauche est l'image préopératoire.
L'image de droite montre le résultat chirurgical prévu (Avancement maxillaire 6 mm et recul mandibulaire 7 mm).

Les effets post-orthodontiques sur la dentition, comme la résorption apicale externe des racines ou la perte osseuse alvéolaire due à une expansion palatine rapide (due au basculement des dents postérieures) peuvent également être évalués avec plus de précision grâce à la CBCT. Les images de CBCT avec des voxels de 0,2-0,4 mm3 sont meilleures que les radiographies 2-D pour mesurer les petits changements de longueur de la racine dus à la résorption radiculaire apicale.

Les scanners tridimensionnels de CBCT sont plus fiables et plus précis pour la détection de l'asymétrie mandibulaire que les céphalographes latéraux [80]. En effet, les risques d'erreur dus à la distance variable entre la structure et le film ne sont pas présents et les repères anatomiques sont plus clairement identifiables. Néanmoins, la précision des mesures linéaires et angulaires effectuées sur les céphalogrammes synthétisés par CBCT est similaire à celle des céphalogrammes latéraux conventionnels [13]. Les images de CBCT peuvent également être sensibles à l'orientation de la tête pendant le balayage.

De nombreux logiciels basés sur l'orthodontie sont maintenant disponibles pour un usage clinique, par exemple SICAT Function et JMT, 3dMDvultus Software, In Vivo Dental Software, Sure Smile Software, Insignia Software. Ces logiciels combinent le suivi de surface avec l'imagerie CBCT en 3-D et aident à la fabrication d'appareils, à la planification chirurgicale, au façonnage des fils d'arc et bien plus encore. Ainsi, en orthodontie, la CBCT n'est plus une simple entité de diagnostic, mais un outil clinique et de translation.

Évaluation des dents touchées et des anomalies buccales

Des études ont montré que la prévalence canine maxillaire touchée était de 0,9 % à 6 %. Le rapport entre l'impaction palatine et l'impaction labiale peut atteindre 9:[154]. La méthode traditionnellement utilisée pour la détection des dents incluses est la méthode de déplacement du tube (technique parallactique). Dans cette technique, deux radiographies périapicales sont prises avec des angles de rayonnement différents, et il est déterminé si la dent incluse est labiale ou palatine aux racines des incisives [21]. En dehors de la technique parallactique, on - peut utiliser la radiographie panoramique et/ou la radiographie panoramique ainsi que la radiographie céphalométrique latérale [79]. Toutefois, lors des opérations de tomodensitométrie, il a été constaté que les positions des dents incluses et les pathologies qu'elles provoquent sont très différentes des techniques susmentionnées. Dans une étude réalisée à l'aide du scanner, Ericson et Kurol ont fait des recherches sur la résorption des incisives due aux canines maxillaires ectopiques et ont observé une résorption dans 3% des incisives latérales et dans 9% des incisives centrales. Cependant, dans une étude de Walker et ses collègues réalisée à l'aide de la CBCT, la résorption a été détectée dans 66,7% des incisives latérales et dans 11,1% des incisives centrales [81]. La localisation absolue des dents touchées par la CBCT permet de déterminer l'existence d'une résorption dans les racines voisines, le type de résorption, la racine avec résorption dans les dents à racines multiples, la quantité d'os entourant la dent touchée, la phase de développement de la dent, le traitement avec une chirurgie invasive minimale et le traitement orthodontique le plus efficace.

Une étude a été menée sur les effets de la CBCT sur les décisions des orthodontistes concernant le traitement des dents incluses par des techniques panoramiques, occlusales et parallactiques [80]. Environ un quart des plans de traitement avec radiographies bidimensionnelles ont été soumis à des modifications lors de la révision de la CBCT (par exemple, l'extraction d'une dent latérale avec une racine résorbée au lieu de l'extraction d'une dent prémolaire pour l'éruption de la dent incluse). Les orthodontistes pouvaient fournir un diagnostic plus fiable avec la CBCT qu'avec la radiographie bidimensionnelle.

Avec la CBCT, il est possible de détecter des anomalies, telles que les kystes buccaux, les dents surnuméraires, l'énostose, l'ostéite de condensation, les îlots osseux denses et l'ostéopétrose. Une localisation absolue des dents surnuméraires peut être fournie, et le clinicien peut décider de la ou des dents à extraire et de l'approche chirurgicale appropriée pour y parvenir . Le mouvement des dents peut être extrêmement difficile et le comblement des lacunes ou le contrôle du couple peut ne pas être possible chez les patients présentant des lésions telles que des îlots osseux denses et l'énostose. Si la force appliquée à la dent est en position directe sur cette lésion dense, une résorption apicale externe de la racine peut se produire [82].

La morsure profonde est une autre condition fréquemment observée chez les patients en orthodontie. L'intrusion des dents antérieures et l'extrusion des dents postérieures est possible chez ces patients en utilisant des plans de morsure antérieurs. L'os de la partie apicale des dents centrales du maxillaire peut être évalué par une coupe transversale de la zone des incisives avec la CBCT. L'intrusion ne doit pas être exécutée sur ces dents si l'os est insuffisant car elle peut endommager l'apex de la dent si une force contraire est appliquée sur l'os dense de la partie inférieure du nez. Par conséquent, il est nécessaire de prévoir l'extrusion des dents postérieures pendant le traitement .

Évaluation des voies aériennes et des sinus

La respiration par la bouche et l'obstruction des voies respiratoires sont quelques-unes des - étiologies de la malocclusion. Par conséquent, l'évaluation des voies respiratoires et des sinus revêt une grande importance en termes d'orthodontie. Cette évaluation est traditionnellement réalisée par radiographie céphalométrique latérale. Cependant, les opérations réalisées avec cette radiographie sont généralement insuffisantes en raison du petit nombre d'exemples, de l'absence de groupe témoin, du manque de standardisation de la position de la tête des patients et de la faiblesse des plans d'opération [79]. En fin de compte, il est impossible d'obtenir des mesures anatomiques efficaces à partir des radiographies céphalométriques latérales. Une étude réalisée sur 11 échantillons en utilisant la radiographie céphalométrique latérale et la CBCT a montré que des résultats différents ont été obtenus par les deux techniques de radiographie pour la mesure de la surface et du volume des voies aériennes supérieures . La

CBCT permet de visualiser les structures des voies aériennes supérieures, du voile du palais, de la langue et de l'hypopharynx, et les résultats obtenus sont plus favorables à la santé que les analyses bidimensionnelles . Ces analyses tridimensionnelles seraient très utiles pour comprendre les effets de l'apnée obstructive du sommeil et des adénoïdes sur les malocclusions et planifier un traitement approprié [83].

El et Palomo, dans leurs mesures du volume des voies aériennes supérieures, ont comparé trois visionneuses DICOM [Dolphin3D (version 11, Dolphin Imaging & Management Solutions, Chatsworth, CA), InVivoDental (version 4.0.70, Anatomage, San Jose, CA), et OnDemand3D (version 1.0.1.8407, CyberMed, Séoul, Corée)] avec un programme dont la précision était auparavant testée sous le nom d'OrthoSegment (OS ; développé par le département d'orthodontie de la Case Western Reserve University, Cleveland, Ohio) en termes de fiabilité et de précision. Trente scanners CBCT ont été sélectionnés au hasard et le volume de l'oropharynx et de la zone des voies nasales a été mesuré. La fiabilité a été jugée élevée pour tous les programmes. La corrélation la plus élevée pour le volume de l'oropharynx était entre Dolphin3D et OS et pour le volume des voies nasales entre InVivoDental et OS. Les trois programmes DICOM ont été jugés très fiables pour les mesures de volume des voies aériennes, mais ils ont montré une faible précision en raison d'erreurs systématiques.

Dans une autre étude, El et Palomo ont cherché à savoir si les mesures du passage nasal et des voies respiratoires oropharyngées variaient entre des patients ayant des schémas squelettiques différents. Le volume oropharyngé s'est avéré plus faible chez les patients de classe II que chez ceux de classe I et III. Selon la base du crâne, la position de la mandibule a un effet sur le volume des voies respiratoires oropharyngées. Le volume du passage nasal est plus faible chez les patients de classe II que chez ceux de classe I.
Kim et al. [13] ont comparé le volume tridimensionnel des voies respiratoires pharyngées chez 27 enfants ayant des mandibules rétrognathiques et une croissance craniofaciale normale. Le volume total des voies respiratoires s'est avéré plus faible chez les individus rétrognathiques que chez ceux dont la relation squelettique antéro-postérieure était normale.
Iwasaki et al [44] ont étudié la forme caractéristique des voies respiratoires oropharyngées chez les enfants atteints de malocclusion de classe III et ont trouvé une voie respiratoire plus large et plus plate par rapport à la malocclusion de classe I.

Évaluation de la hauteur et du volume de l'os alvéolaire

La tomographie assistée par ordinateur a été utilisée notamment par les spécialistes en implantologie pour évaluer la taille et la qualité de l'os alvéolaire. Toutefois, l'utilisation de la CBCT a augmenté en raison de la réduction des coûts et de la dose de rayonnement [82]. Le volume et la qualité de l'os, les racines des dents voisines et la localisation des structures anatomiques voisines sont importants pour la mise en place de mini-vis en orthodontie. Il a été signalé que les images de CBCT fournissaient des informations plus précises et plus fiables sur les relations interradiculaires que la radiographie panoramique. Ainsi, il est possible de fournir à la fois un placement précis des mini-vis orthodontiques et l'application de vecteurs de force appropriés pour ces vis. En outre, des directives chirurgicales peuvent être créées pour le placement de mini-vis orthodontiques en utilisant des scanners CBCT haute définition [84]. Cependant, il faut considérer que bien que la CBCT fournisse des informations précises pour évaluer la hauteur de l'os alvéolaire, elle donne des erreurs substantielles dans l'évaluation de la fenestration et de la déhiscence. Par conséquent, il convient de rester prudent lors de l'évaluation de ces défauts [79].

Évaluation de TMJ

Les modifications de l'articulation temporo-mandibulaire (ATM) qui surviennent à la suite d'une chirurgie orthognathique, d'une ostéogenèse par distraction et de traitements orthopédiques nécessitent des études détaillées. Comme les radiographies panoramiques - utilisées pour évaluer l'ETM ont certaines restrictions et que les CTs ont un niveau élevé de doses de radiation, leur utilisation n'est pas recommandée. Par conséquent, l'utilisation des CBCT est fortement suggérée. Une étude a confirmé que les images de CBCT sont plus fiables et plus précises pour les érosions condyliennes que les radiographies panoramiques et tomographiques . Comme les dysfonctionnements temporo-mandibulaires constituent un problème important chez certains patients orthodontiques, les évaluations de l'ATM avant, pendant et après le traitement orthodontique sont très importantes . En outre, les grands appareils de CBCT FOV permettent de visualiser les structures voisines réfléchies sur l'ATM (ligament stylohyoïde, colonne cervicale ou autres structures anatomiques) qui peuvent provoquer des douleurs.

Affichage tridimensionnel de la dentition

La tomographie par ordinateur à faisceau conique affiche la morphologie dentaire, c'est-à-dire les racines et les couronnes, les dents manquantes, surnuméraires ou anormales, la localisation des dents et des racines, et le processus d'éruption dans une phase de dentition mixte en trois dimensions et sans distorsion [85]. Cela permet d'informer le clinicien sur les phases de développement dentaire et sur la stratégie de traitement appropriée (guidage de l'éruption, extraction en série et diverses mécaniques orthodontiques). Une vue panoramique de la dentition capturée avec la CBCT est similaire à la vue panoramique conventionnelle, mais une représentation plus saine de la dentition est fournie parce que le côté contralatéral et les vertèbres n'ont pas d'artefact de superposition et de projection . En coupe transversale, les paires de dents droites et gauches, les asymétries et la position des dents et des racines contre les os corticaux buccaux et linguaux. Parfois, un os alvéolaire très mince peut être présent dans cette zone, et l'état qui ne peut être détecté avec les dossiers orthodontiques conventionnels peut permettre à l'orthodontiste d'assurer un meilleur plan de traitement [81].

Kamburoğlu et al. ont évalué la précision et la répétabilité de la tomographie volumétrique dentaire dans la mesure de la longueur des dents de cadavre. Dix-huit dents saines de deux mandibules de cadavre ont été affichées dans l'étude en utilisant des zones de balayage de 6 et 9 pouces à l'aide de la tomographie volumétrique dentaire (NewTom 3G Plus). Après que les longueurs numériques des dents aient été mesurées sur des affichages en coupe, leurs longueurs réelles ont été mesurées à l'aide d'un pied à coulisse numérique. Alors que la différence moyenne entre les mesures de longueur à l'aide du pied à coulisse numérique et les images prises avec la zone de balayage de 6 pouces était de 0,17 mm, cette différence était de 0,16 mm pour les images prises avec la zone de balayage de 9 pouces. Ces différences ne sont pas statistiquement significatives. Des résultats précis et reproductibles ont été obtenus dans les mesures de longueur des dents en utilisant la tomographie volumétrique dentaire.

Des modèles numériques peuvent être obtenus à partir des données de la CBCT. Il n'est donc plus nécessaire de procéder à des mesures. Les dents et racines éruptées et non éruptées, l'os alvéolaire et les dents surnuméraires peuvent être représentés dans ces modèles (41, 42). Les précisions de mesure des modèles obtenus à partir des données CBCT et des modèles numériques OrthoCAD ont été comparées dans le cadre d'une étude. Il a été rapporté que les -

mesures linéaires dans les modèles obtenus à partir de la CBCT étaient les mêmes que celles des modèles OrthoCAD [79].

Applications en chirurgie orthognathique

Il est possible de générer des modèles anatomiques virtuels en utilisant les volumes de la CBCT. Ces modèles virtuels peuvent ensuite être utilisés pour simuler les options de traitement dans un environnement virtuel. Ils deviennent donc un outil important dans la procédure chirurgicale. Ces bases de données peuvent être utilisées pour simuler la réponse des tissus à la croissance, au traitement et aux conditions fonctionnelles dans un environnement virtuel grâce à des modèles anatomiques créés à l'aide des volumes de CBCT ; par exemple, les tissus mous du visage peuvent être corrélés avec les structures - viscoélastiques et reliés aux tissus durs se trouvant au fond. Ainsi, la manipulation virtuelle des tissus durs permet d'observer l'évolution des tissus mous concernés.

Évaluation des asymétries

Il est très difficile d'évaluer les asymétries osseuses en utilisant des radiographies céphalométriques ou panoramiques. La superposition des structures, la standardisation de la position de la tête et la distorsion peuvent créer des problèmes importants. Cependant, les structures bilatérales (telles que le corps, la branche et le condyle) peuvent être évaluées à l'aide d'images de CBCT, et l'asymétrie mandibulaire peut être détectée. Des logiciels permettent de différencier le maxillaire ou la mandibule des autres images et de les évaluer séparément. De plus, il est possible de déterminer si l'occlusion croisée unilatérale est réelle ou si elle résulte d'une dislocation de la mandibule lors de l'entrée dans l'occlusion centrale. Le clinicien peut afficher le maxillaire et la mandibule sous différents angles et les évaluer en termes d'asymétrie avec l'image de CBCT qui est prise une seule fois au lieu de prendre de - nombreuses radiographies bidimensionnelles [86].

Évaluation des fentes labiales et palatines et des greffes osseuses alvéolaires

La tomographie par ordinateur à faisceau conique permet d'afficher la morphologie du défaut osseux, la proximité des dents voisines du défaut et les dents surnuméraires ou malformées autour de la fente. La quantité d'os nécessaire pour le traitement du défaut et le plan de traitement chirurgical approprié sont déterminés. Le succès de la greffe osseuse localisée, les relations des dents voisines avec cette greffe et l'état parodontal des dents sont évalués. Il est donc déterminé si les dents voisines peuvent être déplacées ou s'il est possible de placer un implant [13,82]. Une étude a évalué le succès des greffes osseuses alvéolaires en utilisant la CBCT et la radiographie panoramique et a indiqué qu'il était possible d'évaluer la hauteur osseuse verticale de la radiographie panoramique, mais qu'elle ne donnait aucune idée de la quantité d'os dans la direction buccopalatale. Pour cette raison, il est recommandé de prendre des images en utilisant la CBCT chez les patients souffrant de fente labiale et palatine.

Analyses faciales

Des images faciales bidimensionnelles ou tridimensionnelles peuvent être superposées aux images de la CBCT. Ainsi, le visage peut être affiché de face, de côté ou sous n'importe quel angle. En modifiant la translucidité de l'image, les relations entre les tissus mous et durs - peuvent être évaluées. Ceci est très important pour planifier les mouvements des dents, la chirurgie orthognathique, ou d'autres applications qui peuvent changer la vue du visage. Cependant, il faut considérer que la vue des tissus mous peut changer en fonction de la - technique d'immobilisation du patient (position couchée, assise ou debout). En outre, les outils de maintien du front ou des mâchoires utilisés pour stabiliser la tête peuvent provoquer une distorsion des tissus mous [79].

Céphalogrammes obtenus de la CBCT

Des radiographies céphalométriques latérales peuvent être générées à partir des données de la CBCT et des mesures conventionnelles peuvent être effectuées et comparées aux normes bidimensionnelles. Les radiographies céphalométriques conventionnelles sont prises avec une technique appelée projection en perspective, et le grossissement se produit en fonction de la distance entre l'objet et le film . La partie proche du film est moins agrandie que la partie éloignée du film, et une double vue de bord se produit sur la mandibule5. Il n'y a pas de grossissement dans la CBCT parce que la vue tridimensionnelle est générée à partir de données brutes avec un algorithme mathématique et cet algorithme, même si les rayons X ne sont pas parallèles, a la capacité d'éliminer le grossissement qui se produit. À en juger par les autres avantages de cette méthode ; même si la tête du patient n'est pas positionnée de manière appropriée pendant le balayage, elle peut être repositionnée dans un environnement numérique, et la qualité de l'image peut être augmentée en excluant les structures qui ne sont pas liées à la zone de balayage et qui sont superposées ; des images séparées peuvent être créées pour le côté droit et le côté gauche [86].

Aucune différence n'a été détectée entre les films céphalométriques latéraux générés par la CBCT et les films céphalométriques conventionnels avec des mesures linéaires et angulaires .

Des radiographies céphalométriques antéropostérieures peuvent être obtenues à partir des données du CBCT. Les avantages de cette méthode sont la capacité de positionner la tête dans un environnement numérique et d'empêcher la superposition de la vertèbre et de l'os occipital [80,87].

Des points de repère céphalométriques peuvent être créés sur des données tridimensionnelles à l'aide d'un logiciel récemment développé. Ainsi, il sera possible d'utiliser de nouveaux repères anatomiques qui ne sont pas visibles sur les films céphalométriques bidimensionnels - et de mesurer de nouveaux angles et distances. Une norme tridimensionnelle peut être créée par des caractéristiques morphométriques et des images tridimensionnelles prises sur des patients peuvent être superposées à cette norme. La superposition peut être faite sur des images de CBCT prises du même patient à un moment différent et les changements survenant en raison de la croissance ou de l'effet du traitement peuvent être déterminés [79]. Cette superposition est effectuée sur toute la surface inférieure du crâne chez les patients qui ont terminé leur croissance, et elle est effectuée sur la surface antérieure du fond du crâne chez les patients qui n'ont pas encore terminé leur croissance .

Les mesures tridimensionnelles sur les CBCT peuvent être effectuées selon différents modes d'imagerie. Il s'agit des modes MPR, VR et SSD . Une mesure est effectuée entre des points en mode MPR, et elle est très précise par rapport aux mesures directes sur des crânes. Dans les modes VR et SSD, l'anatomie de surface est mesurée, et une erreur de mesure de 2,3 % a été détectée par rapport aux mesures physiques directes. Ces résultats indiquent que les identifications de points de repère doivent être effectuées en mode MPR.

APPLICATIONS CLINIQUES DE LA CBCT EN PARODONTIE

La radiographie intra-orale reste la technique la plus couramment utilisée pour le diagnostic des défauts de l'os parodontal. Depuis l'avènement de la CBCT dans divers domaines de la dentisterie, diverses études ont été menées pour évaluer le potentiel de cette technique en parodontologie, et des résultats mitigés ont été obtenus. La CBCT s'est avérée précise à des niveaux inférieurs au millimètre pour mesurer la perte osseuse horizontale [22]. Les informations quantitatives tridimensionnelles sur les niveaux osseux parodontaux sont légèrement meilleures que la radiographie conventionnelle. Cependant, la description qualitative des niveaux osseux, c'est-à-dire la qualité et le contraste des os, était nettement meilleure avec la radiographie conventionnelle [23].

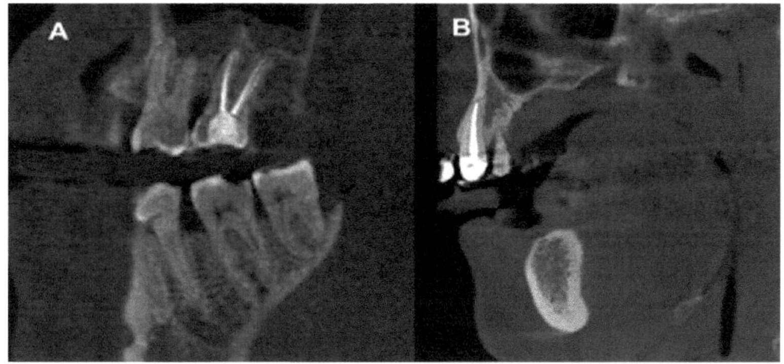

Utilisation de la CBCT en parodontie
R : Défaut osseux vertical dans une dent à racines multiples.
B : Défaut osseux vertical dans une dent à racine unique

Les images 3D sont plus adaptées à l'évaluation des défauts de l'infrabone. Elles offrent un avantage certain sur les radiographies pour évaluer les défauts osseux des parois buccales et linguales. Misch et al. 24] ont rapporté que la CBCT s'est avérée supérieure aux radiographies périapicales pour la détection des défauts osseux. Cependant, dans les zones interproximales, les deux radiographies et la CBCT étaient tout aussi fiables. Les images de CBCT sont également supérieures pour analyser la forme exacte du défaut, sa localisation (buccale ou linguale), et pour les défauts de furcation. Dans une étude de Walter et al (25), la CBCT s'est avérée être la plus précise pour évaluer les furcations disto-palatines, suivies des défauts de furcation des molaires maxillaires buccales et mésio-palatines.

La capacité de la CBCT à détecter les premiers changements de la maladie parodontale, c'est-à-dire la radiotransparence en forme de coin dans l'espace du ligament parodontal ou une rupture de la continuité de la dure-mère de la lamelle, est proportionnelle à la taille du voxel utilisé. Jervoe-Storm, et al. [26] ont utilisé une taille de voxel de 0,15 mm et ont trouvé que cela était suffisant pour imager les changements de l'espace des LDP. Cependant, lorsque la taille de l'espace était inférieure à la taille du voxel, la détection de l'espace diminuait. Diverses études ont rapporté que les radiographies conventionnelles sont meilleures que la CBCT pour évaluer l'espace ligamentaire parodontal [24-27].

L'utilisation de la CBCT a également été signalée pour le diagnostic du sillon palatogingival [28]. Elle peut également être un outil d'évaluation précieux pour évaluer les résultats de la régénération parodontale.

Articulations temporomandibulaires

L'imagerie panoramique bidimensionnelle et les projections transcrâniennes de l'ATM traditionnellement utilisées ont une fiabilité et une sensibilité limitées pour détecter les changements de l'ATM [29]. La tomodensitométrie a été une aide précieuse pour les modifications des tissus durs et l'IRM pour l'évaluation des disques [30]. La CBCT est une alternative à faible coût et à faible dose pour la tomodensitométrie. Elle peut être utilisée pour évaluer l'intégrité des structures osseuses, pour confirmer l'étendue et le stade de progression de la maladie et pour évaluer les effets du traitement [31].

La CBCT est capable de détecter les changements précoces de l'arthrose de l'articulation temporo-mandibulaire, tels que les contours corticaux irréguliers, les érosions, la formation d'ostéophytes, la formation de kystes sous-chondrales, le rétrécissement de l'espace articulaire, l'aplatissement des surfaces articulaires et la sclérose sous-chondrale [32,33]. Des changements similaires sont également constatés dans les troubles inflammatoires, mais dans une plus large mesure. La présence de corps calcifiés dans un espace articulaire élargi et d'une fosse glénoïde irrégulière ou sclérotique sur l'image de CBCT indique une chondromatose synoviale. Bien que le disque articulaire ne soit pas visualisé lors de la CBCT, mais comme les dérèglements discaux sont souvent associés à des changements ostéoarthritiques, les résultats de la CBCT peuvent suffire à indiquer un dérèglement discal sous-jacent.

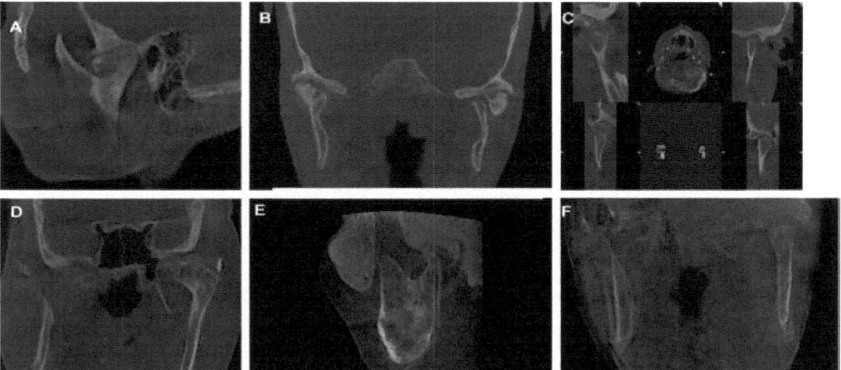

Utilisation de la CBCT dans les pathologies de l'articulation temporomandibulaire.
R : Corps meuble calcifié dans la chondromatose synoviale de l'ATM.
B : ankylose de l'ATM du côté droit de l'ATM et fracture du condyle de l'ATM du côté gauche.
C : hyperplasie condylienne du condyle droit.
D : Condyle gauche de l'ostéochondrome.
E&F : Sarcome des ailes impliquant le condyle droit et le ramus.

La CBCT est de plus en plus utilisée comme une modalité de routine pour les traumatismes de l'ATM et l'ankylose de l'ATM. L'emplacement de la fracture et la relation entre la ligne de fracture et la capsule articulaire, ainsi que le déplacement de la fracture peuvent être bien démontrés. Cependant, l'hémarthrose et les déchirures capsulaires sont mieux évaluées par l'IRM. La CBCT est extrêmement utile pour établir le diagnostic et la classification de l'ankylose de l'articulation temporo-mandibulaire. Elle aide à différencier l'ankylose osseuse de l'ankylose fibreuse et facilite ainsi la planification du traitement. Elle est également supérieure aux radiographies panoramiques pour détecter l'hyperplasie coronoïde et les lésions néoplasiques impliquant l'ATM (figure 4C). L'élargissement uniforme de la tête condylienne dans l'hyperplasie condylienne peut être distingué de la masse condylienne irrégulière et le schéma trabéculaire altéré dans l'ostéochondrome peut être différencié à l'aide de la CBCT (figure 4D). Au contraire, les tumeurs malignes à l'examen par CBCT montrent une destruction osseuse avec une expansion minimale et des marges érosives, mal définies et irrégulières. La tomodensitométrie, l'IRM et la TEP constituent des mesures diagnostiques plus avancées à utiliser lorsque l'on suspecte une malignité lors d'une CBCT.

APPLICATIONS CLINIQUES DE LA CBCT EN PARODONTIE

Les radiographies fournissent des informations sur la quantité, la localisation et le mode de résorption osseuse, les modifications des trabécules osseuses, l'état de la dure-mère laminaire et de l'espace parodontal, la longueur et la forme des racines dentaires, le rapport entre la longueur de la couronne clinique et la longueur de la racine. Certains facteurs étiologiques de la maladie parodontale, tels que le tartre, les restaurations incompatibles peuvent également être observés sur les radiographies. Les zones interproximales des dents maxillaires et mandibulaires peuvent être clairement évaluées sur les radiographies de l'occlusion car la géométrie de projection qui est appliquée dans cette technique ne provoque pas de distorsion et de superposition des dents les unes sur les autres sur l'image[88].

La radiographie numérique n'a pas prouvé sa supériorité par rapport à la radiographie conventionnelle en matière de diagnostic, bien que l'imagerie numérique présente certains avantages pratiques distincts, notamment la suppression de la procédure de traitement, une dose de rayonnement moindre, des temps d'exposition et d'acquisition d'images plus courts, certains avantages que les logiciels autorisent comme l'ajustement du contraste, de la densité et de la taille de l'image[15, 46]. La CBCT affiche des images bidimensionnelles et tridimensionnelles qui sont nécessaires pour le diagnostic et la planification du traitement des défauts intra-osseux, des furcations et des destructions osseuses buccales/linguales [8]mais les radiographies périapicales ont une meilleure qualité d'image que la CBCT, notamment en ce qui concerne la résolution du contraste, la clarté et les détails.

Mol *et al*[89] ont observé que les images de la CBCT fournissaient des informations plus précises sur les niveaux d'os parodontal en trois dimensions que les images des plaques de phosphore photostimulées. Dans une étude similaire, il a été constaté que la CBCT était meilleure dans la description morphologique des défauts de l'os parodontal, tandis que les images obtenues par le capteur du dispositif à couplage de charge fournissaient plus de détails sur l'os[24]. En outre, il a été signalé que la CBCT et les radiographies périapicales conventionnelles différaient en ce qui concerne la mesure de la hauteur de la crête osseuse alvéolaire, mais qu'il n'y avait pas de différence significative entre les deux méthodes pour la détection de la profondeur et de la largeur des défauts osseux[20].

Mengel *et al25 ont* démontré que les images de CBCT étaient meilleures pour la détection des défauts parodontaux que les radiographies périapicales et la tomographie médicale. De même, Noujeim *et al28 ont* conclu que la technique de CBCT a une meilleure précision diagnostique que les films périapicaux dans la détection des défauts interradiculaires des os parodontaux.

Participation à la furcation

Un diagnostic précis de la perte osseuse interradiculaire est une question importante avant de décider des options de traitement appropriées, y compris des volets repositionnés apicalement avec ou sans préparation du tunnel, l'amputation de la racine, l'hémi-/trisection ou la séparation de la racine. Les radiographies bidimensionnelles conventionnelles peuvent être trompeuses dans l'évaluation du soutien des tissus parodontaux et de l'os interradiculaire en raison de la superposition des structures anatomiques. Cependant, les images 3D fournissent des informations détaillées sur les zones de dents à racines multiples (figure 7).

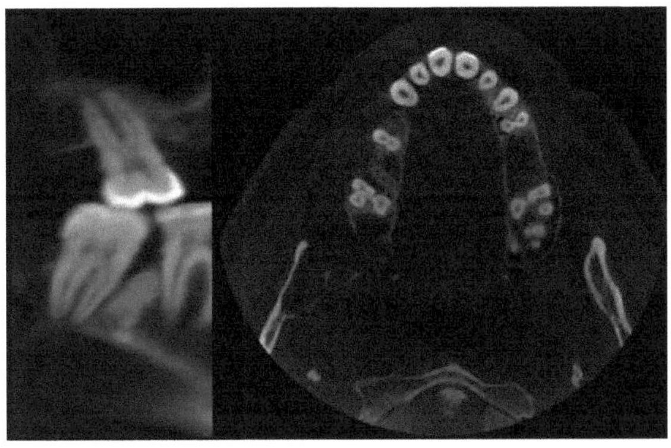

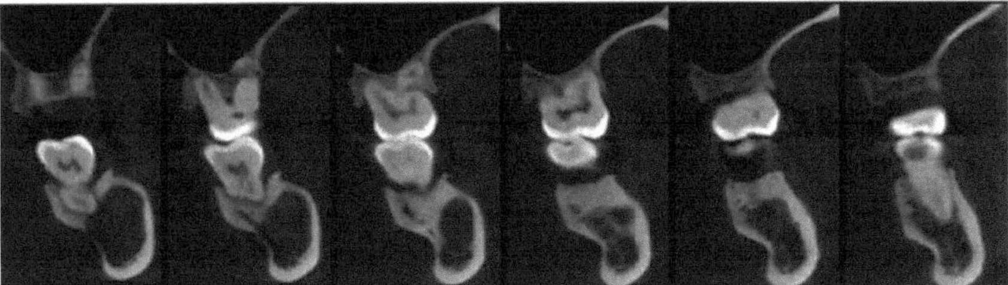

L'implication de la furcation ne peut pas être observée dans la section panoramique (A) alors qu'elle peut être évaluée dans l'image de tomographie par ordinateur à faisceau conique axial (B) et transversal (C) (flèches).

Les images de CBCT des molaires maxillaires ont fourni des informations détaillées sur l'implication de la furcation et une base fiable pour la décision de traitement23 (figure 8).

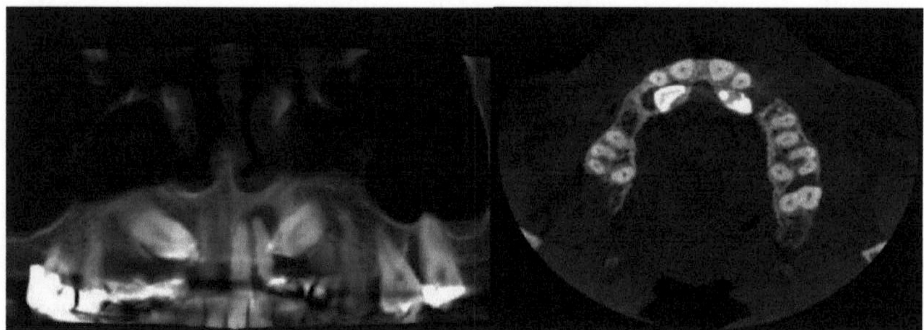

La quantité et la forme de la résorption osseuse dans la zone de furcation de la molaire maxillaire ne peuvent pas être évaluées dans la section panoramique (A), mais cette implication est visible dans la section axiale (B) (flèche).

Les mesures intrachirurgicales de l'implication de la furcation ont été comparées en utilisant des images de CBCT et il a été rapporté que les images de CBCT ont démontré une grande précision dans l'évaluation de la perte de tissu parodontal et la classification du degré d'implication de la furcation dans les molaires maxillaires.

Les auteurs ont évalué les images de CBCT de l'implication de la furcation artificielle des secondes molaires dans les mandibules de porc et la précision de détection des lésions de furcation se situait entre 78% et 88%5. Une étude a comparé les radiographies dentaires et la tomodensitométrie à haute résolution (HR-CT) pour la détection et la classification des furcations artificielles dans les mâchoires de cadavres. Le taux de diagnostic des radiographies dentaires était de 21 % alors que le HR-CT était de 100 %90.

Évaluation des tissus mous

La CBCT est un outil plus approprié pour évaluer les tissus minéralisés que les tissus mous. Cependant, une méthode pratique appelée CBCT des tissus mous (ST-CBCT), a été signalée29,91 , et elle a été utilisée pour déterminer les dimensions et les relations des structures de l'unité dentogingivale. Les languettes ont été rétractées vers le plancher de la bouche des patients et un écarteur à lèvres en plastique a été utilisé pour rétracter les tissus mous loin des dents et de la gencive pendant les scanners de CBCT et les images obtenues ont fourni des informations claires pour l'analyse des différentes mesures de l'unité dentogingivale88. La méthode mentionnée a été utilisée dans une autre étude dans laquelle l'épaisseur moyenne de la muqueuse palatine en fonction de l'âge et de localisations spécifiques a été déterminée sur trente et un patients30. L'épaisseur de la muqueuse palatine a une importance majeure pour la planification du traitement des greffes de tissus mous. Toutefois, cette technique ne fournit qu'une évaluation quantitative, de sorte que les différences entre les tissus épithéliaux, graisseux et conjonctifs ne peuvent être distinguées sur les images de ST-CBCT.

Espace du ligament parodontal

Le premier signe de parodontite qui peut être détecté sur les radiographies est une zone radiotransparente en forme de coin dans la région inter-proximale. À ce stade, la continuité de la dure-mère laminaire est perdue et on peut observer certaines modifications de l'espace du ligament parodontal4 [72] Les auteurs ont comparé la CBCT à la radiographie conventionnelle en termes de capacité à produire des images de l'espace du ligament parodontal sur un modèle fantôme avec un ligament parodontal créé artificiellement de différentes épaisseurs. Les radiographies périapicales se sont avérées supérieures à la CBCT pour la mesure de l'espace des ligaments parodontaux6. Cependant, les auteurs d'une autre étude17 ont conclu que les images de CBCT avaient une plus grande précision que les radiographies intra-orales pour la détermination de l'espace parodontal dans le cadre d'une recherche similaire. Des résultats contradictoires peuvent être attribués aux différences entre les systèmes radiographiques et les réglages utilisés dans diverses études.

La visibilité de l'espace des ligaments parodontaux à l'aide de différentes techniques radiographiques devrait être évaluée dans le cadre d'études ultérieures.

Défauts de l'os alvéolaire

Les radiographies sont fréquemment utilisées pour diagnostiquer la quantité et la forme de la destruction de l'os alvéolaire qui affecte la planification du traitement dans la thérapie parodontale90. Les radiographies 2D peuvent être insuffisantes pour la détection des défauts alvéolaires intra-osseux dus à l'obstruction des modifications de l'os spongieux par la plaque corticale. Ainsi, l'imagerie tridimensionnelle est nécessaire pour cartographier les défauts alvéolaires91(Figure 9).

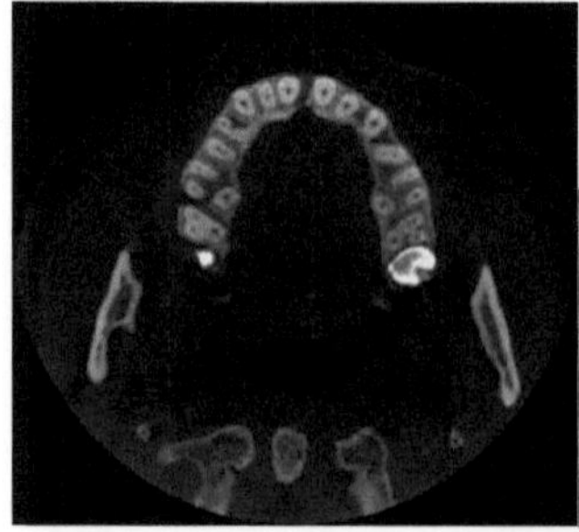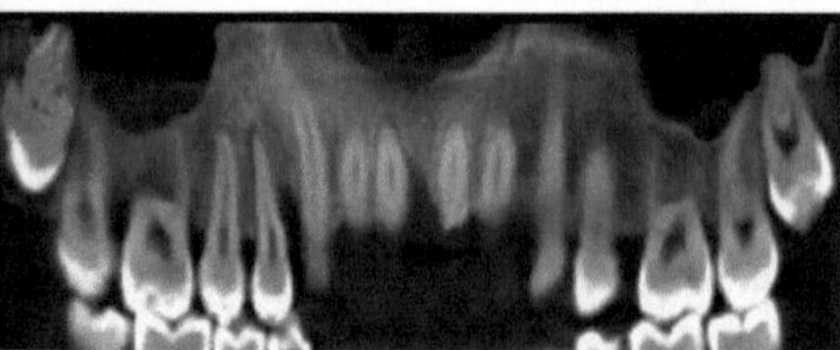

Les défauts osseux alvéolaires verticaux sont visualisés sur les images de tomographie par ordinateur à faisceau conique (A, B) (flèches blanches) et l'expansion de l'espace du ligament parodontal est également visible sur la première prémolaire du maxillaire droit (B) (flèche noire).

Les défauts parodontaux chez les porcs et les mandibules humaines ont été mis en évidence par radiographie intra-orale, radiographie panoramique, CT et CBCT, qui ont été comparés à des échantillons histologiques. Les résultats de l'étude mentionnée ont montré que l'imagerie 3D avait une grande précision dans la détection des défauts alvéolaires. Alors que les radiographies intra-orales et panoramiques ne pouvaient pas déterminer la déhiscence sans équivoque, les images tomographiques affichaient toutes les déhiscences et fournissaient des mesures précises des défauts.

Les auteurs ont également indiqué que le CBCT présentait la meilleure qualité d'image. Les auteurs ont évalué les défauts parodontaux sur des crânes de cadavres humains secs en utilisant la CBCT et des méthodes traditionnelles. Par conséquent, ils ont constaté qu'il n'y avait pas de différence entre la radiographie intra-orale et la CBCT dans les mesures linéaires pour tous les défauts. Dans une autre étude31, les auteurs ont évalué la précision et la fiabilité de la CBCT pour mesurer la hauteur de l'os alvéolaire et détecter la déhiscence osseuse et la fenestration. Les mesures de CBCT se sont avérées équivalentes aux mesures directes et les déhiscences ont été diagnostiquées avec une plus grande précision que les fenestrations. Les images de CBCT et de CT multi-coupes (MSCT) ont été utilisées pour les mesures de la largeur de l'os alvéolaire18. Il n'y avait pas de différence significative entre les mesures obtenues par CBCT et MSCT ou les mesures directes et les méthodes radiographiques92.

Thérapie parodontale régénérative et greffes osseuses

La greffe osseuse est couramment utilisée pour le soulèvement du sinus maxillaire et le traitement des défauts intra-osseux, mais l'évaluation de la régénération des défauts osseux par la radiographie conventionnelle peut être insuffisante en raison des superpositions16. En outre, l'évaluation histologique d'un échantillon du greffon n'est pas une méthode privilégiée en raison de sa procédure assez invasive. La CBCT s'est avérée beaucoup plus précise que les radiographies intra-orales numériques lorsque les mesures chirurgicales directes ont servi de référence pour l'évaluation des résultats du traitement régénérateur des défauts intra-osseux. La CBCT peut remplacer la réentrée chirurgicale en fournissant des images et des mesures en 3D qui sont presque équivalentes aux mesures chirurgicales directes64. Les dimensions du processus alvéolaire doivent être examinées en détail avant la pose d'un implant dentaire pour éviter diverses complications et l'évaluation des images de CBCT revêt une importance majeure dans la planification préopératoire et la localisation postopératoire des implants dentaires8,[33] .

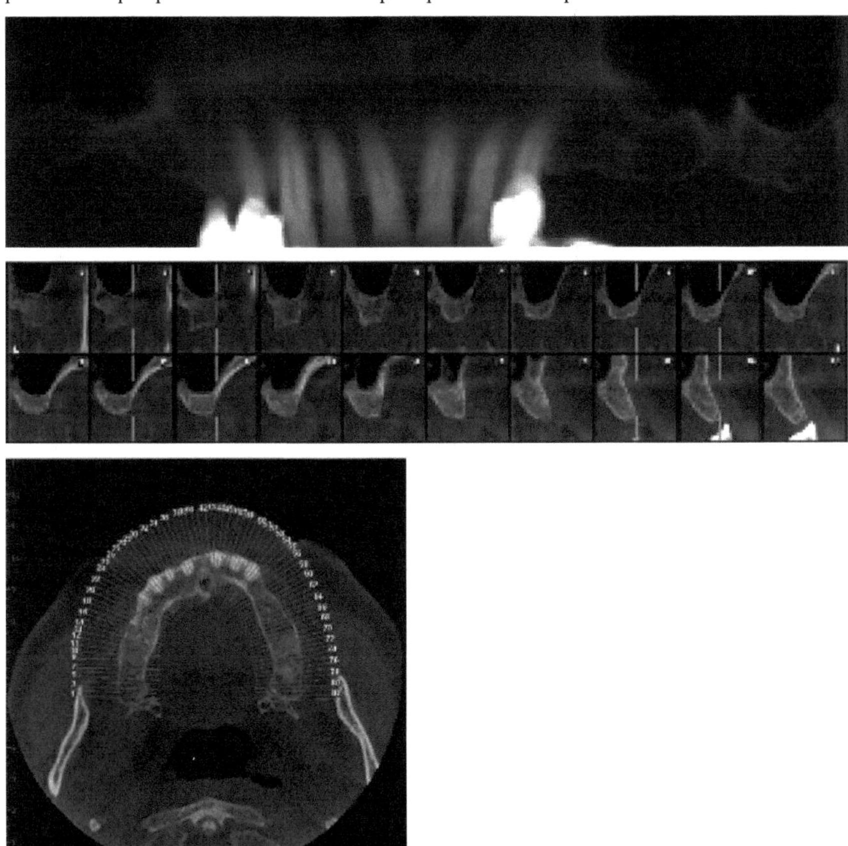

Les images acquises pour la planification préopératoire des implants sont affichées les distances entre le processus alvéolaire des molaires maxillaires et les bases des sinus maxillaires (A), une courbe est projetée sur la section axiale (B) et les images en coupe sont obtenues (C).

En outre, l'évaluation des images de CBCT est la méthode privilégiée pour observer la cicatrisation des greffes osseuses avant la pose d'un implant dentaire93.

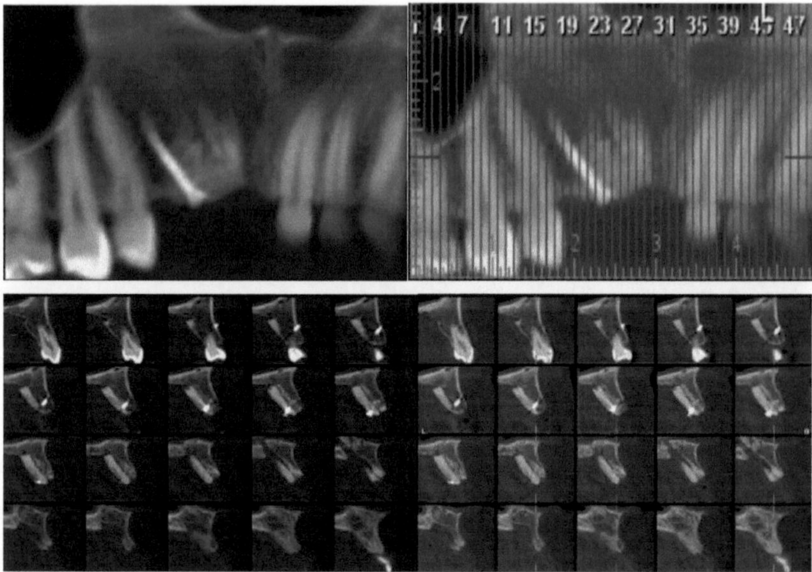

Le bloc de greffe et la mini-vis assurant la stabilisation de la greffe sont placés dans la région antérieure du maxillaire (A et B), l'importance de l'augmentation osseuse peut être évaluée sur les images en coupe (C et D).

 Dans une étude précédente88, qui était basée sur la précision et la fiabilité des mesures de la CBCT et de la MSCT avec le progiciel spécifique de planification des implants et le guide de forage stéréolithographique, les auteurs ont appliqué des chirurgies implantaires dans une procédure sans lambeau en une seule étape. Les écarts étaient acceptables et aucune complication n'a été observée88. Au contraire, les auteurs d'une autre étude ont conclu que la CBCT pouvait être trompeuse par rapport aux mesures directes au calibre et ils ont constaté que la méthode de cartographie de la crête donnait des résultats plus précis que la CBCT89. Cependant, la technique de cartographie des crêtes est une technique invasive alors que la CBCT ne l'est pas.

L'évaluation de la CBCT peut être utilisée pour déterminer la largeur, la hauteur et la distance par rapport aux structures anatomiques du processus alvéolaire dans la planification pré-chirurgicale des implants dentaires. De même, les stents guides chirurgicaux ont été utilisés lors de la chirurgie d'implantation dentaire à l'aide d'images de CBCT et de progiciels17. La pose immédiate d'implants permet une chirurgie en une seule étape et élimine le temps de récupération de l'os. Dans cette technique, les dimensions du processus alvéolaire qui est sélectionné pour la pose d'implants dentaires et les relations avec les structures anatomiques adjacentes de cette région doivent être soigneusement évaluées34[,88].

Jin *et al ont* étudié l'évaluation de l'épaisseur de l'os sur les aspects buccaux et palatins des canines maxillaires et des prémolaires en utilisant la CBCT et il a été conclu que les images de CBCT pourraient être avantageuses dans la planification préopératoire des implants dentaires93. En résumé, dans les cas où l'imagerie bidimensionnelle est une méthode inadéquate pour un diagnostic précis de la configuration du défaut parodontal et pour guider une planification de traitement appropriée, des examens radiographiques tridimensionnels peuvent être nécessaires. Les défauts parodontaux intra-osseux et les furcations restent un défi pour l'examinateur. Un mauvais diagnostic ou une mauvaise classification de ces pathologies peut entraîner une progression de la destruction osseuse et une perte de dents à la suite d'un traitement inadéquat5[,16]. L'évaluation de la CBCT peut être utilisée pour déterminer la largeur, la hauteur et la distance par rapport aux structures anatomiques du processus alvéolaire dans la planification pré-chirurgicale des implants dentaires. De même, les stents guides chirurgicaux utilisés lors de la chirurgie des implants dentaires sont produits à l'aide d'images de CBCT et de progiciels17. De nombreuses études ont montré que l'imagerie 3D offrait une grande précision dans la détection des défauts alvéolaires et des furcations.

La CBCT est bien adaptée à l'imagerie des structures hautement minéralisées telles que les os ou les dents, mais elle ne peut pas fournir d'images claires des tissus mous. Cependant, une nouvelle méthode basée sur la CBCT pour afficher et mesurer les dimensions de la muqueuse palatine a été signalée dans une étude récente29[,30]. Les résultats sont contradictoires quant à savoir si la CBCT ou les radiographies conventionnelles sont plus efficaces pour évaluer l'espace ligamentaire parodontal6[,16]. L'évaluation des résultats de la thérapie parodontale régénérative et des greffes osseuses peut être effectuée de manière précise et fiable grâce à l'imagerie par CBCT17[,32]. En conclusion, les applications de la CBCT présentent des avantages évidents en parodontologie, bien qu'elle doive être utilisée lorsque les radiographies bidimensionnelles sont insuffisantes compte tenu de la nécessité et des risques potentiels d'irradiation de l'examen40.

Implantologie

En 2000, l'American Academy of Oral and Maxillofacial Radiology a recommandé d'utiliser une forme d'imagerie en coupe pour l'examen radiographique de tout site d'implantation potentiel [94]. En outre, en 2012, elle a recommandé que la CBCT soit considérée comme la modalité d'imagerie de choix pour l'imagerie préopératoire des sites d'implantation potentiels.

La CBCT permet de déterminer la hauteur, la largeur et la qualité des os disponibles. La hauteur, la largeur et la longueur de la selle de l'os doivent être adaptées au nombre et aux dimensions physiques des implants (figure 6B). Les mesures linéaires avec la CBCT sont précises sans aucun grossissement, c'est pourquoi cette évaluation est mieux réalisée avec la CBCT qu'avec la CT [48] médicale. La qualité de l'os dépend de l'os cortical et trabéculaire qui est nécessaire pour maintenir l'implant en toute sécurité. L'évaluation de la densité minérale osseuse gagne en intérêt pour évaluer la qualité de l'os. Des études sont en cours pour décrire le potentiel de la CBCT à évaluer avec précision la qualité de l'os et indiquent que la CBCT pourrait bientôt permettre une analyse structurelle de l'os trabéculaire [49].

La topographie 3D de la crête alvéolaire peut également être déterminée avec précision, c'est-à-dire la présence ou l'absence de contre-dépouille linguale, l'emplacement de la crête mylohyoïde et les crêtes qui sont résorbées sélectivement par voie buccale ou linguale après extraction. L'épaisseur séparée des plaques corticales buccale et linguale peut être mesurée. La proximité des structures anatomiques telles que le canal alvéolaire inférieur, le foramen mental, le canal incisif, le sinus maxillaire et le fond de la cavité nasale peut être évaluée de manière préchirurgicale.

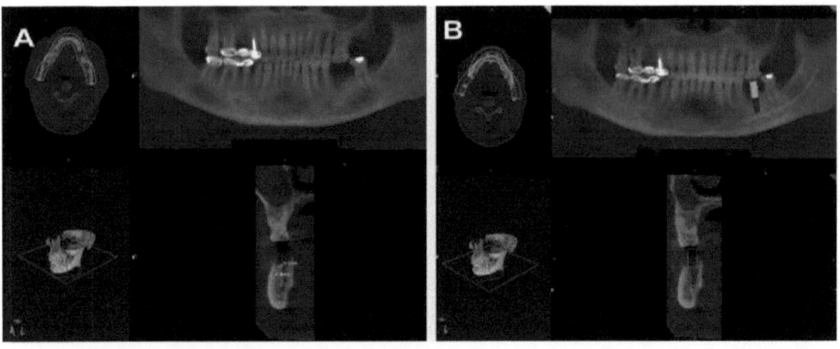

Rôle de la CBCT dans la planification des implants.
A : Détermination de la hauteur et de la largeur de l'os.
B : correspondance entre la hauteur et la largeur de l'os et la hauteur et la largeur de l'implant ; évaluation précise de la proximité du canal alvéolaire inférieur.

La CBCT est également intégrée à divers logiciels pour le guidage chirurgical, l'évaluation des résultats postopératoires avant l'opération et la création de patients virtuels où des implants virtuels peuvent être placés et évalués. Ces logiciels servent également à fabriquer des guides chirurgicaux qui peuvent être utilisés au moment de la pose de l'implant ; et aident également à la fabrication de couronnes [94].

L'AAOMR recommande d'envisager le recours à la CBCT lorsque les conditions cliniques indiquent la nécessité de procédures d'augmentation ou de développement du site avant la pose d'implants dentaires, en particulier dans les cas de greffe de branche ou de symphyse, d'augmentation des sinus ou d'autres greffes osseuses en bloc ou en particules [55]. L'utilisation de la CBCT est également recommandée pour évaluer les procédures d'augmentation précédentes ou pour évaluer la dent incluse sur le site de pose de l'implant. Toutefois, la CBCT n'est recommandée pour l'évaluation postopératoire des implants que si le patient présente une mobilité importante ou une altération de la sensation. Dans les autres cas, la radiographie intra-orale est supérieure à la CBCT en termes de meilleure résolution et d'absence d'artefacts de durcissement du faisceau et de stries. La CBCT doit également être envisagée dans les cas d'échec si un retrait d'implant est prévu. [95]

APPLICATIONS CLINIQUES DE LA CBCT EN ENDODONTIE

Les avantages potentiels de la CBCT en endodontie sont vastes, en particulier lorsque l'anatomie évaluée est complexe. Toutefois, la dose efficace plus élevée de rayonnements ionisants par rapport aux radiographies bidimensionnelles classiques n'est pas justifiable dans tous les cas. En général, l'application de la CBCT en endodontie devrait se limiter à l'évaluation et à la gestion des conditions endodontiques complexes qui seront mentionnées ici.

La superposition a toujours été un problème dans les radiographies de diagnostic et de traitement endodontique. Les radiographies à angles multiples nécessitent souvent plusieurs radiographies pour obtenir les informations requises, ce qui augmente le temps passé au fauteuil ainsi que l'inconfort du patient ; et encore dans de nombreux cas, l'interprétation reste douteuse. C'est pour cette raison que la CBCT a été rapidement acceptée par la communauté endodontique peu après son introduction en dentisterie.

La parodontite apicale, une indication pour le traitement endodontique, peut être identifiée à son origine au moyen de la CBCT [96]. La sensibilité de la radiographie périapicale et panoramique pour la détection de la parodontite apicale est de 0,55 et 0,28 respectivement, alors que la CBCT peut être considérée comme un étalon-or avec une sensibilité de [135]. Patel, et al. [36] ont rapporté, avec des lésions périapicales créées artificiellement dans des mandibules humaines, que 100 % des lésions étaient détectées par CBCT.

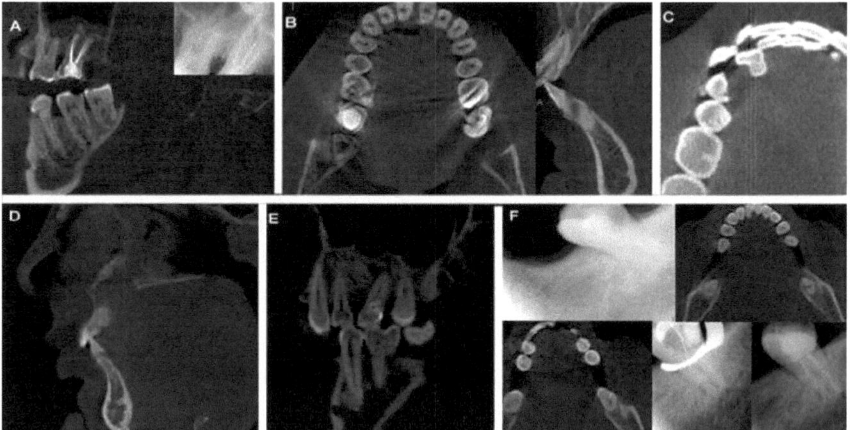

Utilisations de la CBCT en endodontie.

 R : L'élargissement périapical évident dans la racine mésiobuccale du numéro 26 n'est pas visible sur la vue de l'IOPA.

B : Vue transversale montrant un canal palatin supplémentaire dans la dent n°21. Vue sagittale montrant la fusion des canaux dans le tiers central.

C : On peut visualiser des anatomies canalaires complexes comme les dens invaginatus.

D : Pathologie péripathique i.r.t. #22 montrant une communication avec la cavité nasale.

E : Pathologie périapicale associée à la racine palatine du n° 26, proche de la cavité sinusale maxillaire.

F : Système de canaux en forme de C visualisé à l'aide de la CBCT dans une seconde molaire inférieure avec des canaux calcifiés. La CBCT a aidé à localiser les ouvertures des canaux.

La détermination préopératoire du nombre réel de canaux présents dans une dent reste toujours une énigme, même pour les endodontistes expérimentés. La CBCT révèle le nombre réel, la forme et l'emplacement exact des canaux, où ils se divisent ou se fusionnent, y compris leur portail de sortie (figure B). Elle est également très utile pour évaluer l'architecture endodontique des dents présentant une anatomie inhabituelle (FigureC). L'évaluation préopératoire de cette anatomie par ailleurs imprévisible aide à fournir un traitement conservateur exempt d'accidents endodontiques.

Comme pour toute chirurgie de la région maxillo-faciale, l'évaluation pré-chirurgicale en chirurgie péri-apicale est également en cours d'adaptation en tant que routine maintenant [97]. Dans les molaires mandibulaires, la proximité des canaux peut être détectée avec précision ; dans les molaires maxillaires, elle est particulièrement utile pour évaluer les racines palatines [39]. La distance entre la plaque corticale et l'apex de la racine palatine peut être mesurée, et la proximité du sinus maxillaire ou du plancher nasal peut être évaluée [98]. La présence d'isthmes peut être identifiée [40]. La quantité de support osseux alvéolaire restant peut être évaluée, et le besoin de greffes et de membranes peut être jugé en préopératoire. Dans le cas de dents à racines multiples, la racine à laquelle la lésion est associée peut être identifiée et un traitement plus conservateur peut donc être planifié (figure E) [42]. L'inclinaison des racines peut être visualisée, ce qui aide à la fois à localiser l'apex et à corriger l'angulation de l'apicoectomie. La différenciation du granulome périapical du kyste a également été tentée et des résultats prometteurs ont été obtenus. Cela est possible en raison des différences dans les mesures des valeurs de l'échelle de gris des lésions de type kystique et non kystique.

La CBCT est particulièrement utile pour le diagnostic des traumatismes dentoalvéolaires qui, autrement, nécessitent de multiples radiographies à angle droit [99]. La nature et la gravité exactes des lésions alvéolaires et de luxation peuvent être évaluées à partir d'un seul balayage. Étant une technique extra-orale, elle est beaucoup plus pratique et confortable que les radiographies intra-orales chez les patients récemment traumatisés ; et elle offre des informations bien meilleures que les radiographies panoramiques utilisées dans de telles situations. Les fractures radiculaires horizontales et obliques peuvent être évaluées avec précision. [100]

A. Détection de la parodontite apicale

Les pathologies les plus courantes affectant les dents sont les lésions inflammatoires de la pulpe et des zones périapicales. À cet égard, la CBCT est nettement plus précise et plus sensible que la radiographie conventionnelle pour l'identification de la parodontite apicale chez l'homme [62] ; la destruction osseuse périapicale associée à une infection endodontique peut être identifiée à l'aide de la CBCT avant que la preuve de leur existence ne soit identifiable sur les radiographies conventionnelles.

Bien qu'il y ait eu des désaccords considérables entre la CBCT et les radiographies périapicales pour évaluer l'état périapical des molaires, en particulier pour l'arcade maxillaire [65], la CBCT a détecté les lésions périapicales 62 % de plus que les radiographies conventionnelles, et même l'évaluation des dents du sujet a été augmentée par des vues en parallaxe dans cette dernière technique [28, 65].

En outre, la CBCT peut mettre en évidence des défauts osseux de l'os spongieux et de l'os cortical séparément. En conséquence, l'identification de la **parodontite** apicale était sensiblement plus élevée avec la CBCT qu'avec la radiographie périapicale [101]. De plus, la CBCT a présenté beaucoup plus de résultats, tels que l'expansion des lésions dans le sinus maxillaire, l'épaississement de la membrane sinusienne et l'absence de canaux. Patel et al. [67] ont utilisé un modèle in vitro consistant en des défauts de 2 mm de diamètre placés dans l'os spongieux à l'apex de 10 premières molaires sur six mandibules humaines intactes partiellement dentelées. Ils ont rapporté un taux de détection de 24,8 % et de 100 % pour la radiographie intra-orale et l'imagerie par CBCT, respectivement.

Ainsi, la CBCT s'avère être une méthode de diagnostic plus sensible pour détecter la parodontite apicale.

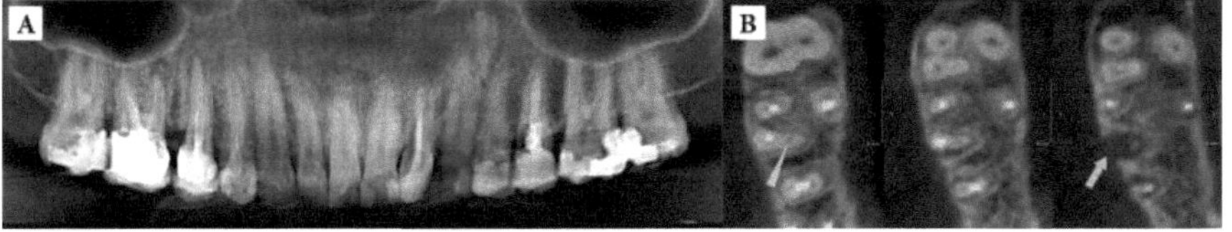

A) Une image panoramique d'un patient se plaignant d'une douleur sourde deux ans après un traitement de canal (RCT) de la première molaire du maxillaire droit.
Notez la périodontite apicale autour de l'apex de la racine MB ;
B) Scintigraphie axiale du quadrant maxillaire droit montrant le deuxième canal mésiobuccal (MB2) non détecté et non traité (tête de flèche)

B. *Évaluation des sites chirurgicaux potentiels*

La CBCT est un outil extrêmement utile dans la planification d'un traitement endodontique chirurgical. La relation spatiale de la ou des racines dentaires spécifiques subissant la procédure chirurgicale (et la destruction osseuse associée) avec les structures anatomiques adjacentes telles que les sinus maxillaires, le canal nerveux dentaire inférieur et le foramen mental peut être évaluée avec précision.

Rigolone et al. [68] ont conclu que la CBCT pourrait jouer un rôle important dans la planification de la microchirurgie périapicale sur les racines palatines des premières molaires maxillaires. La présence ou l'absence du sinus maxillaire entre les racines pourrait être présentée, et la distance entre la plaque corticale et l'apex de la racine palatine pourrait être mesurée .

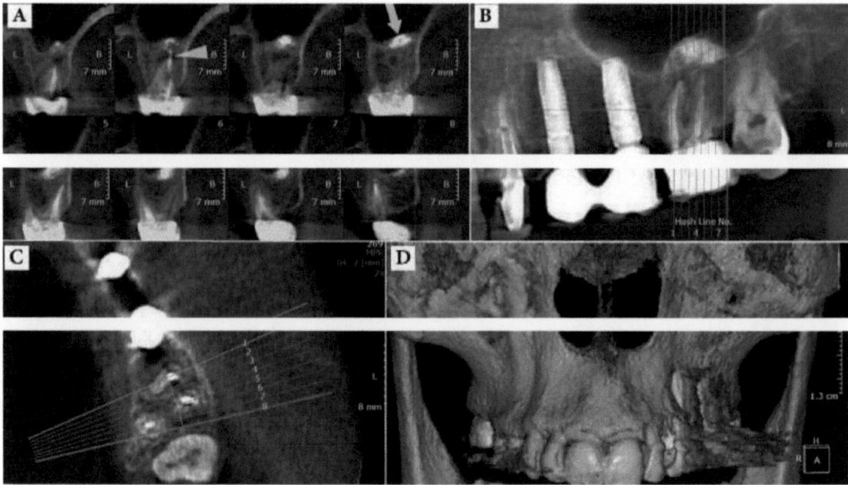

A) Vue en coupe de la CBCT montrant l'extrusion du sealer après traitement de canal (RCT) de la première molaire du maxillaire gauche. Cette image représente également la relation anatomique entre les racines et le sinus maxillaire ;
B) Notez l'extrusion du scellant à travers la lésion périapicale dans le sinus maxillaire.
C) Relation anatomique entre les racines et les plaques corticales buccales/palatines
D) Reconstruction tridimensionnelle.

C. *Évaluation des lésions dentaires traumatiques*

Le CBCT fournit des informations précieuses concernant la détection du type et de la gravité des lésions dentaires traumatiques [11]. Dans la littérature, les avantages de la CBCT ont été soulignés dans l'évaluation et la gestion des traumatismes dento-alvéolaires [102]. En outre, il a été démontré que la CBCT est beaucoup plus sensible dans la détection des fractures radiculaires horizontales que les radiographies périapicales multiples [70,71]. En éliminant le bruit anatomique et la compression de l'image, l'étendue des lésions des dents et de l'os alvéolaire peut être évaluée avec précision, ce qui permet d'envisager avec certitude un traitement approprié. Par exemple, le degré et la direction du déplacement lié aux lésions de luxation peuvent être évalués facilement en appliquant la CBCT.

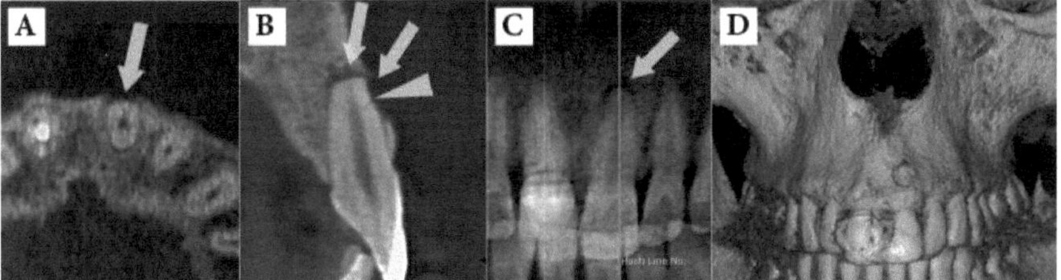

A) La vue de la CBCT montre une minuscule fracture radiculaire horizontale sur la surface buccale de l'incisive centrale maxillaire gauche, causée par un traumatisme d'impact ;
B et C) Notez les deux lésions périradiculaires distinctes dans la zone apicale (flèche) et adjacentes à la ligne de fracture (tête de flèche) dues à la nécrose dentaire ;
D) Reconstruction tridimensionnelle de la lésion dans la zone buccale périradiculaire

Les scanners de CBCT à petit volume capturent toutes les dents et l'anatomie environnante dans un FOV de 4×4 cm. Ainsi, en un seul balayage, plusieurs dents peuvent être évaluées sans distorsion géométrique. En outre, lorsque la CBCT est indiquée comme modalité d'imagerie extra-orale, le confort du patient est accru pendant le processus d'imagerie. Lorsque le patient a des difficultés à s'accommoder de supports de films et de récepteurs d'images encombrants ou lorsque l'imagerie conventionnelle est intensifiée par des dents potentiellement mobiles et des tissus buccaux et dentaires douloureux, la CBCT est particulièrement importante dans l'évaluation des lésions dentaires [4].

D. Diagnostic des différents types de résorption radiculaire

Après une luxation dentaire et des blessures par avulsion, la résorption radiculaire externe (RRE) est une complication courante. La sensibilité de la radiographie conventionnelle est considérablement plus faible que celle de la CBCT dans la détection de la ERR à ses débuts, et avant que la résorption ne devienne évidente sur les radiographies conventionnelles, des dommages importants des tissus durs peuvent avoir potentiellement été causés à la dent affectée. En outre, il faut noter que lorsqu'un diagnostic de résorption radiculaire est établi sur la base de radiographies conventionnelles, le TRE superposé au canal radiculaire peut imiter la résorption interne [75] et la différenciation entre la résorption cervicale externe (TCE) et la résorption interne peut être particulièrement difficile [75,76]. Il existe plusieurs cas illustrant l'application de la CBCT dans la détection de petites lésions, la localisation et la différenciation de l'ERR par rapport à d'autres affections, la classification de la lésion et la détermination du pronostic et du traitement.

La lésion résorptive passe inaperçue, jusqu'à ce qu'elle devienne évidente sur les images conventionnelles, et par conséquent des dommages importants peuvent déjà avoir été causés à la dent. Actuellement, la CBCT est souvent appliquée pour évaluer l'étendue de certains types de TRE et le pronostic de la dent affectée .

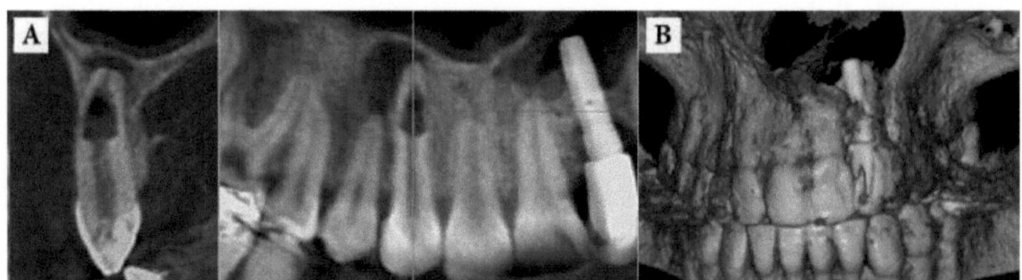

A) Résorption radiculaire interne dans la canine maxillaire droite : notez la résorption osseuse étendue adjacente au site de la racine perforée et la parodontite apicale autour du foramen apical ;
B) Reconstruction tridimensionnelle de la région .

E. Évaluation de l'anatomie et de la morphologie du canal radiculaire

Le succès du traitement endodontique dépend de l'identification, du nettoyage, de la mise en forme et de l'obturation de toutes les zones accessibles du système canalaire [81-83]. En conséquence, l'incapacité à distinguer et à traiter tous les canaux peut avoir des conséquences négatives sur le résultat du traitement. Par exemple, la prévalence d'un second canal mésiobuccal (MB2) dans les premières molaires maxillaires a été rapportée comme étant de 69% à 93% selon la méthode d'étude. Cette variabilité se produit dans le plan buccolingual en raison de la superposition des structures anatomiques16-85. Les radiographies conventionnelles, dans le meilleur des cas, ne peuvent révéler que jusqu'à 55 % de ces configurations [103]. En revanche, avec l'augmentation de la résolution de la CBCT, le taux de détection est passé de 60 % à 93,3 % .

Pour évaluer avec précision le degré de courbure des racines dentaires, la CBCT est un outil fiable, et la disponibilité préopératoire de ces informations réduit les risques de survenue des aberrations décrites ci-dessus. En outre, lorsqu'un traitement endodontique est nécessaire pour des dents présentant des anomalies anatomiques et morphologiques telles que des dens invaginatus et une fusion dentaire, la CBCT s'est révélée être un outil utile d'évaluation et de planification du traitement [88,89] .

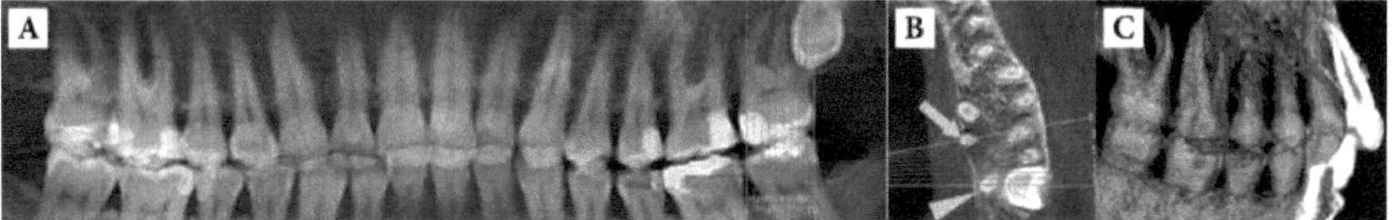

A) Vue panoramique d'un patient se plaignant de douleurs dans le quadrant supérieur gauche : la deuxième molaire a un aspect normal.
B) La vue axiale montrant l'anatomie anormale de la deuxième molaire à quatre racines.
C) Reconstruction tridimensionnelle des alvéoles montrant les deux racines palatines séparées de la deuxième molaire maxillaire gauche.

F. Diagnostic des fractures verticales des racines

Les fractures radiculaires sont difficiles à diagnostiquer avec précision à l'aide de la radiographie conventionnelle alors qu'elles sont moins fréquentes que les fractures de la couronne et ne représentent que 7 % des blessures dentaires. Détecter la présence de fractures radiculaires verticales (FDR) est souvent un dilemme en endodontie [91]. Les signes cliniques et radiographiques de la présence d'une fracture radiculaire ne se manifestent pas toujours avant que la fracture ne se soit produite depuis un certain temps. Si une poche parodontale mince, profonde et isolée suggère une FCR, même les signes cliniques d'une FCR de longue durée ne sont peut-être guère plus qu'un sinus buccal drainant, ce qui n'est certainement pas pathognomonique du problème. Il convient de noter que les radiographies suggérant une FVR, telles que les radiotransparences en forme de J et de halo, n'apparaissent pas avant qu'une destruction osseuse considérable ne se soit produite et des radiotransparences de forme similaire peuvent se produire dans les cas de parodontite apicale non associée à une FVR [4].

Des études ont montré que la CBCT est plus sensible que la radiographie conventionnelle dans l'identification du VRF [85]. Les CBCT de petite taille doivent être utilisées pour représenter les FVR des dents traitées par endodontie [104]. Cependant, comme la dispersion produite par l'obturation radiculaire ou d'autres matériaux intraradiculaires de haute densité peut suggérer à tort la présence d'une fracture, elle doit être prise en considération lors de l'évaluation des dents obturées par une racine pour la détection du VRF à l'aide de la CBCT.

APPLICATIONS CLINIQUES DE LA CBCT EN PÉDODONTIE

Développement des dents

Les techniques d'imagerie conventionnelles rendent difficile la visualisation du phénomène complexe du développement des dents. La CBCT peut aider à évaluer le modèle d'éruption des dents ainsi que toute anomalie dans le nombre ou la forme. Cela peut aider les cliniciens à planifier le guidage de l'éruption et l'extraction en série adaptée à chaque patient. [105]

Diagnostic des caries

L'imagerie par CBCT semble être la meilleure perspective pour améliorer la détection et l'évaluation de la profondeur des caries dans les lésions proximales et occlusales. Akdeniz *et al.* ont comparé la précision de la tomographie assistée par ordinateur à faisceau conique limité, d'un système de plaque d'image et d'un film à vitesse F pour évaluer la profondeur des lésions carieuses proximales et ont conclu que la méthode de CBCT semble être un outil prometteur pour la détection et la surveillance des lésions carieuses proximales. [16] La seule limite de cette nouvelle aide au diagnostic est son incapacité à détecter les lésions carieuses dans les couronnes restaurées en métal ou les restaurations radio-opaques.

Diagnostic des dents touchées/supernuméraires

La modalité d'imagerie de la CBCT peut être utilisée de manière générale pour diagnostiquer les dents touchées chez les patients pédiatriques. Les canines maxillaires sont les dents les plus souvent touchées. Outre les canines, les secondes molaires permanentes peuvent également être touchées en raison du mauvais positionnement des troisièmes molaires à l'intérieur de l'os alvéolaire. [106] Il est également observé que les dents incluses peuvent souvent sembler être présentes avec des dents surnuméraires telles que les mésiodens. Souvent, les dentistes pédiatriques peuvent être les premiers à diagnostiquer le problème. On pense donc que la CBCT est d'une grande utilité dans de tels cas. [81]

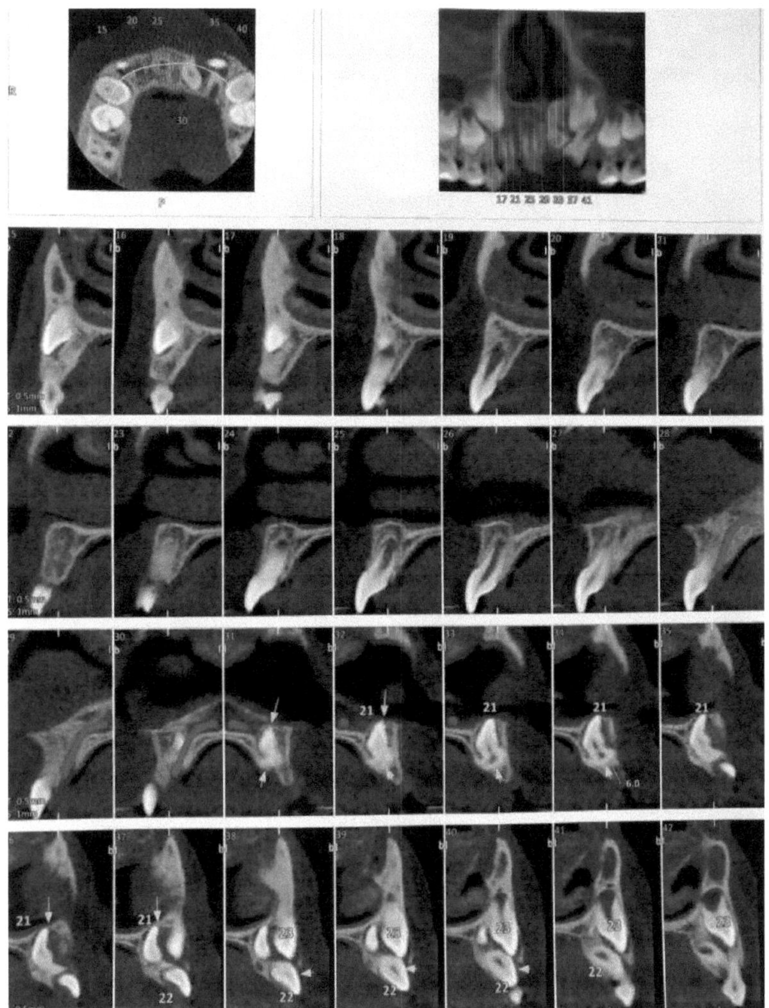

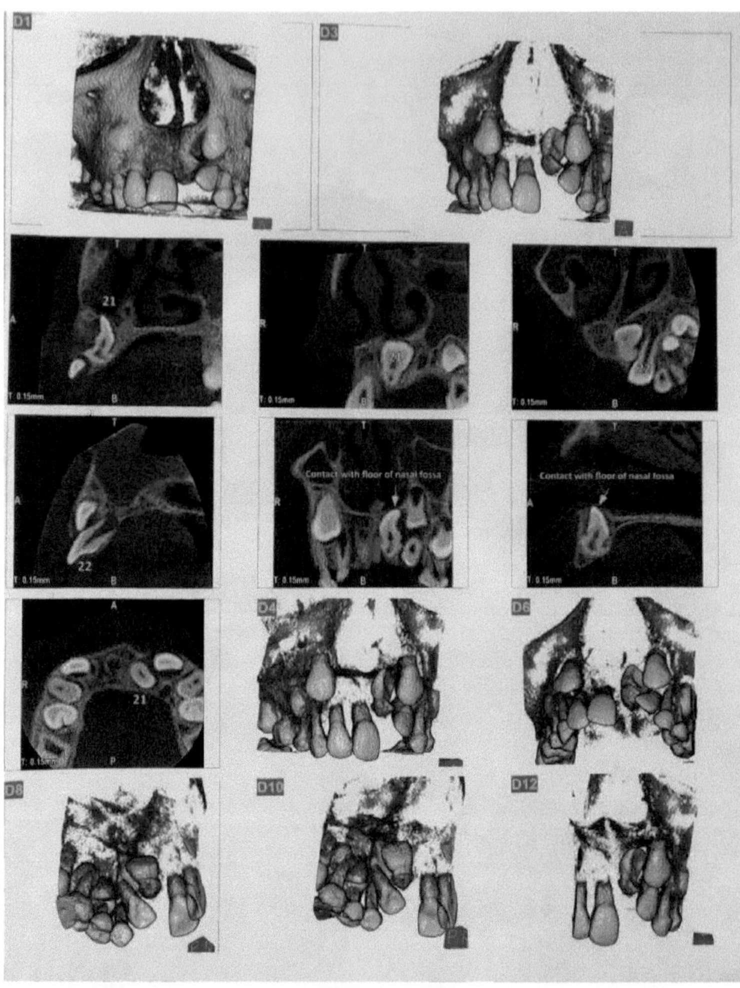

Tooth # 21

- Single rooted vertically inverted impacted 21 seen in anterior maxilla, palato-superior to the space between 11 and impacted 22.
- Labio-palatal surface of the Tooth is oriented Postero-inferiorly with tip of the crown facing superiorly while root tip facing infero-palatally.
- Tip of the tooth is lying in contact with the floor of left nasal fossa anteriorly and single malformed root noted upto middle third with severe dilaceration in coronal third is seen running medio-palatally with apical third in contact with cortical outline of nasaopaltine nerve canal.
- Thin palatal cortical plate covering noted on root apex wrt impacted 21.Tooth is lying mesio-palatally to erupting and distally displaced 22Erupting 23 is lying disto-labially to impacted 21

Diagnostic des troubles temporomandibulaires (ATM)

La tomographie conventionnelle a été largement utilisée pour l'évaluation des tissus durs de l'ATM ; cependant, la sensibilité de la technique et la longueur des examens en ont fait un outil de diagnostic moins attrayant pour les cliniciens dentaires. L'application de la CBCT à l'imagerie de l'ATM a été particulièrement importante pour l'évaluation des tissus durs ou des modifications osseuses de l'articulation. Les changements pathologiques, tels que les fractures, l'ankylose, la dislocation et les anomalies de croissance comme l'hyperplasie condylienne, sont visualisés de manière optimale sur le CT. [105]

Diagnostic de la résorption et des fractures des racines

La CBCT permet de déterminer le site exact de la résorption, ce qui est particulièrement utile dans les cas où la résorption se produit sur la face linguale ou faciale de la dent. Dans le cas de dents à racines multiples, la racine dans laquelle la résorption est présente peut être facilement visualisée. Un phénomène de résorption radiculaire très fréquemment observé est présent au niveau des incisives latérales et centrales en cas d'éruption canine. [42] Ainsi, avec la CBCT, ce problème pourrait être diagnostiqué et l'extraction de la canine caduque peut être planifiée à temps. En cas de fractures obliques, qui ne sont pas correctement visualisées sur une radiographie 2D, la CBCT permet une meilleure visualisation avec des détails plus fins. Un autre avantage de la CBCT est qu'elle peut être acquise facilement après un traumatisme, même lorsque les radiographies périapicales ne peuvent pas être réalisées facilement en raison du gonflement, des saignements et de l'inconfort ressenti par les patients. La possibilité de visualiser la coupe d'une seule dent d'intérêt dans les trois plans de l'espace permet de déterminer beaucoup plus facilement si la dent concernée présente une fracture. [107]

Morphologie cranio-faciale

Les céphalogrammes latéraux ont été le plus souvent utilisés à cette fin. Cependant, ils présentent des limites qui leur sont propres, comme la superposition de structures, la distorsion des images, le grossissement et le positionnement de la tête. La CBCT offre une meilleure clarté d'image car les structures de superposition étrangères peuvent être supprimées et il est également possible de réorienter la position de la tête après le balayage initial si la tête n'était pas correctement positionnée au moment du balayage. En outre, la nature unilatérale des piqûres croisées postérieures peut être diagnostiquée de manière plus spécifique. [52] La détermination d'un maxillaire ou d'une mandibule asymétrique peut être réalisée plus facilement en visualisant et en mesurant les os en 3D.

Pose de dispositifs d'ancrage temporaire orthodontique (mini-implants)

Une connaissance approfondie du positionnement des racines peut grandement améliorer les chances de placement et de réussite d'un dispositif d'ancrage temporaire ou de mini-implants chez les enfants nécessitant un traitement orthodontique. Les données de la CBCT peuvent être utilisées pour construire des guides de placement permettant de positionner des mini-implants entre les racines des dents adjacentes dans des sites anatomiquement difficiles, ce qui était difficile avec la radiographie 2D. Il a été démontré que les images de CBCT sont un moyen précis d'évaluer le volume d'os présent à l'endroit proposé.

Analyse des tissus mous

En utilisant les données sur les tissus mous recueillies lors de la CBCT, il est possible de tourner et d'incliner la tête dans un nombre infini de positions pour évaluer la symétrie des tissus mous. La CBCT permet la création d'images séparées des côtés gauche et droit pour l'évaluation des asymétries. L'analyse de la surface et du volume a également été possible grâce à des logiciels 3D tels que ceux utilisés *in vivo,* qui aident à évaluer la symétrie du visage. [108]

Fente labiale et palatine

La CBCT peut fournir les relations anatomiques exactes du défaut osseux et de l'épaisseur de l'os autour des dents existantes à proximité de la ou des fentes, ce qui n'est pas possible avec les modalités d'imagerie 2D. [11] Cela permet une plus grande précision et une plus grande facilité dans la mise en place des greffons et autres procédures chirurgicales.

Analyse des voies aériennes

L'analyse des voies aériennes avait également été un domaine d'intérêt pour la plupart des orthodontistes ou même des médecins généralistes. Elle est d'une grande importance pour comprendre des conditions complexes telles que l'apnée obstructive du sommeil et les adénoïdes hypertrophiés. Traditionnellement, les céphalogrammes latéraux étaient utilisés pour analyser les voies respiratoires d'un patient. Toute cette évaluation est cependant limitée par le fait que nous nous trouvons face à une projection plane vue dans un plan sagittal ou coronal. La CBCT est d'une valeur primordiale à cet égard car il existe une distinction claire entre les tissus mous du pharynx et l'espace des voies aériennes. Cela permet une segmentation claire des voies aériennes tout en effectuant une analyse volumétrique. Aboudara *et al.* ont comparé les informations sur les voies respiratoires de 11 adolescents normaux entre les films céphalométriques latéraux et les CBCT 3D. [36,105] Ils ont conclu que la proportion intra-sujet du volume des voies aériennes par rapport à la surface montre une variabilité modérée et que le volume des voies aériennes du CT montre une plus grande variabilité que la surface correspondante des voies aériennes du film céphalométrique. Ils ont également indiqué qu'il peut y avoir des informations sur les voies aériennes qui ne sont pas représentées avec précision sur le film crânien latéral.

Applications endodontiques

Il devient difficile d'analyser l'étendue des pathologies périapicales, la morphologie du canal, les fractures radiculaires, l'emplacement exact des instruments cassés dans le canal radiculaire, etc. avec les modalités d'imagerie 2D classiques. La CBCT offre une vue améliorée pour localiser les canaux manqués, les canaux calcifiés et la courbure des racines. Les mesures relatives aux racines telles que la longueur de la racine, le type de canaux présents, l'angle de courbure, etc. sont simplement disponibles avec la CBCT, ce qui en fait une aide efficace au diagnostic. [109]

Diagnostic des lésions des tissus durs de la cavité buccale

Il peut fournir des informations précieuses sur les lésions kystiques et leur étendue, sur diverses pathologies osseuses telles que les tumeurs, les lignes de fracture en cas de blessures traumatiques, l'ostéite de condensation et l'ostéopétrose apicale focale. [110] Cette dernière est également utile pour déterminer la limitation du mouvement des dents en cas de traitement orthodontique. [111]

APPLICATIONS CLINIQUES DE LA CBCT EN PROSTHODONTIE

Implanter des prothèses

La tendance croissante à la sélection d'implants dentaires comme alternative viable pour remplacer les dents manquantes a nécessité une technique fiable capable d'obtenir des mesures très précises pour éviter les dommages probables aux structures vitales lors de la chirurgie implantaire. Les structures anatomiques telles que le nerf alvéolaire inférieur, le sinus maxillaire, le foramen mental et les racines adjacentes sont facilement visualisées à l'aide de la CBCT. De plus, ces images spécifiques de CBCT permettent une mesure précise de la distance, de la surface et du volume. [2] Dans la radiographie panoramique traditionnelle, l'appareil moyen produit un grossissement d'environ 1:1,2, selon le centre de rotation qu'il prend pour la structure particulière. Il faut en tenir compte lors de la planification des implants.

Des études préliminaires sur la CBCT ont conclu que l'image de la CBCT sous-estime la distance réelle. Cependant, ces différences n'étaient significatives que pour la base du crâne. L'imagerie des régions dentaires et maxillo-faciales s'est avérée assez précise car les voxels présentent un sens de l'"isotropisme", c'est-à-dire une uniformité dans toutes les dimensions, ne montrant aucune différence significative.

Le fait que les mesures de la CBCT soient régulièrement précises dans tout le maxillaire et la mandibule en fait une excellente modalité d'imagerie pour planifier la pose d'implants. [111] Grâce à ces caractéristiques, un implantologue peut gagner en confiance dans la planification du traitement pour des procédures chirurgicales complexes telles que le soulèvement des sinus et l'augmentation de la crête, en plus d'acquérir une sensation de sécurité pendant les procédures d'extraction complexes et la pose d'implants - avec ou sans guide chirurgical.

Le guide chirurgical peut être fabriqué avec une image de CBCT, en l'absence totale du patient (ce qui réduit le nombre de rendez-vous), permettant ainsi une mise en place précise des implants, la préfabrication des piliers et de la prothèse, et la livraison "le jour même" de la prothèse. [67] Les images de tomographie assistée par ordinateur (CT) ont également des capacités similaires, mais l'avantage de la CTF est une exposition moindre du patient aux radiations et une plus grande précision des images.

L'imagerie par tomographie assistée par ordinateur à faisceau conique trouve également des applications dans l'imagerie préchirurgicale, ainsi que dans l'évaluation chirurgicale - peropératoire et postopératoire (pour l'évaluation de l'ostéointégration). En outre, la disponibilité de logiciels plus récents pour la construction de guides chirurgicaux a encore réduit la possibilité de dommages structurels. [1,6] Les données de la CBCT combinées aux données des scanners intra-oraux comme le Cerec Omnicam® ou le Cerec Bluecam® (Sirona, Allemagne) sont utilisées pour s'interfacer avec d'autres machines interactives comme la CAO/FAO24 ou les imprimantes tridimensionnelles pour le fraisage de précision/la fabrication d'additifs, ce qui permet de fournir immédiatement des prothèses fixes et des guides chirurgicaux côté fauteuil. [81]

Dans la technique de l'"implant prothétique", un marqueur radio-opaque (dents recouvertes de baryum) peut être utilisé pour délimiter la position finale de la dent. Ces données, une fois alignées sur la CBCT, peuvent être utilisées pour créer un guide chirurgical pour un placement précis de l'implant, qui assure l'alignement final de la prothèse à l'implant. La tomographie par ordinateur à faisceau conique113 peut être extrêmement utile pour identifier les zones où l'os est inadéquat pour supporter les implants dentaires. Ces informations permettraient de déterminer le volume de greffe nécessaire avant l'intervention chirurgicale et le type de matériau de greffe à sélectionner. Heiland et al. ont décrit l'utilisation peropératoire de la CBCT dans deux cas pour guider l'insertion de l'implant après un transfert osseux microchirurgical. [114] L'imagerie post-greffe révélerait la quantité d'os formé et fournirait également des informations sur la densité osseuse.

La tomographie assistée par ordinateur à faisceau conique fournit des informations précieuses sur l'épaississement et les perforations de la membrane sinusale, la perméabilité du complexe ostéoméatal et aide également à planifier de manière plus éclairée l'accès chirurgical au sinus.

Cela confirme que l'éventail des détails anatomiques obtenus grâce à une CBCT fournit à l'implantologue une grande quantité d'informations pour améliorer le taux de réussite de la greffe du sinus maxillaire et des implants sinusiens. [43] Elle démontre l'amélioration de la visualisation et de la compréhension de l'anatomie des sinus dans la zone où les implants ont été placés.

L'IMAGERIE DE L'ARTICULATION TEMPOROMANDIBULAIRE

L'un des avantages majeurs de la CBCT est sa capacité à définir la position réelle du condyle dans la fosse, qui révèle souvent la possibilité de dislocation du disque dans l'articulation et l'étendue de la traduction du condyle dans la fosse. [10] Grâce à sa précision, la CBCT facilite la mesure du toit de la fosse glénoïdale et permet de visualiser la relation tridimensionnelle que la tête condylienne entretient avec la fosse glénoïdale. Les calcifications des tissus mous autour de l'ATM sont facilement visibles, ce qui réduit la nécessité de recourir à l'IRM dans de tels cas.

Grâce à ces avantages, la CBCT est devenue l'appareil d'imagerie de choix dans les cas de traumatisme, de douleur et de dysfonctionnement, et d'ankylose fibro-osseuse, ainsi que pour la détection de l'érosion condylienne corticale/sous-corticale et des kystes. [114] L'utilisation de caractéristiques tridimensionnelles facilite l'application en toute sécurité de la technique de ponction guidée par l'image, qui est une modalité de traitement de l'adhérence du disque de l'ATM. Le progrès le plus récent est maintenant l'imagerie en temps réel, qui est utilisée pour l'étude des mouvements de l'ATM. [13,14]

PROTHÈSES MAXILLO-FACIALES

La tomographie assistée par ordinateur à faisceau conique a désormais remplacé le scanner standard pour l'imagerie et la planification de la reconstruction des défauts craniofaciaux. Des modèles virtuels tridimensionnels augmentés du visage, des structures osseuses et de la dentition du patient peuvent être créés à partir des données DICOM du CBCT par un logiciel de rendu de volume pour la planification du traitement. DICOM ou compatibilité numérique est le protocole de transfert de données universellement accepté, développé pour un transfert de données rapide et massif avec une distorsion minimale ou nulle et une image primaire non altérable, qui permet d'éviter les malversations.

La DICOM permet au téléspectateur de travailler sur n'importe quel poste de travail. [115]
La forme du greffon peut être planifiée virtuellement et peut également être positionnée dans le défaut, créant ainsi une reconstruction virtuelle du défaut avant l'intervention chirurgicale proprement dite. En outre, la pose d'un implant (si nécessaire) sur le greffon peut également être planifiée. [17] Les obturateurs pour les fermetures de fentes peuvent être fraisés avec précision dans des unités CAO/FAO plus grandes, éliminant ainsi tout le processus clinique encombrant de la construction des obturateurs.

ANALYSE CRANIOFACIALE ET DES VOIES AÉRIENNES

L'identification de la zone d'obstruction des voies aériennes s'est souvent révélée difficile. Au cours des dernières décennies, diverses méthodes ont été utilisées pour évaluer les voies respiratoires, notamment la nasopharyngoscopie, la céphalométrie, la résistance des voies respiratoires nasales, ainsi que la polysomnographie. Des radiographies latérales et frontales ont été utilisées pour évaluer les voies aériennes pharyngées. La CBCT offre une présentation tridimensionnelle des voies aériennes et des structures environnantes, ce qui permet une analyse volumétrique et une visualisation précise des voies aériennes. En utilisant les scanners de CBCT pour analyser l'anatomie complexe des voies aériennes, des études antérieures ont confirmé que les mesures volumétriques des voies aériennes utilisant la CBCT sont précises et avec un minimum d'erreurs, offrant ainsi une meilleure vue des tendances d'obstruction non traitées et des changements potentiels dans les voies aériennes grâce à la modalité de traitement. L'imagerie tridimensionnelle est une méthode très efficace pour inspecter et identifier les rétrécissements diffus ou focaux (empiètements) des voies aériennes. [16]

LA PLANIFICATION D'UN TRAITEMENT COMPLET CHEZ LES PATIENTS SOUFFRANT DE PROTHÈSES DENTAIRES

L'idée de conserver certaines dents/racines pour la réhabilitation de prothèses dentaires n'est pas nouvelle. Elle a été décrite pour la première fois il y a plus de 150 ans. Dans les années 1950, les cliniciens ont constaté que lorsque les dents étaient extraites, l'os alvéolaire résiduel était dans un état de résorption continu, ce qui ne laissait que très peu de support pour les prothèses complètes, les rendant ainsi difficiles à porter.

L'analyse de plusieurs études longitudinales17,[18] de patients édentés portant des prothèses complètes a révélé que la résorption était progressive, irréversible et cumulative. [116] Le taux de résorption était le plus élevé dans les 6 premiers mois après l'extraction des dents, mais le taux variait et était affecté par divers facteurs biologiques et mécaniques. [18] Cependant, le taux de résorption dans la mandibule était 4 fois supérieur à celui du maxillaire, comme l'a décrit Tallagren, qui a constaté qu'après 25 ans d'usure des prothèses, la perte osseuse moyenne dans la mandibule était de 9-10 mm de hauteur verticale, contre 2,5-3 mm au maxillaire. Ce processus d'évaluation initiale à un suivi au cours d'un examen de 4 ans serait précis avec l'utilisation d'une CBCT, améliorant ainsi le pronostic de ces prothèses. [117]

APPLICATIONS CLINIQUES DE LA CBCT EN DENTISTERIE LÉGALE

L'estimation de l'âge est l'un des aspects importants de la dentisterie légale.

L'émail est généralement résistant aux altérations au-delà de l'usure normale ; à l'inverse, le complexe pulpodentinaire présente des changements physiologiques et pathologiques avec l'âge. Pour quantifier ces changements, il faut généralement procéder à l'extraction et à la section des dents, ce qui n'est pas toujours un choix pratique. La CBCT, cependant, offre un substitut non invasif. [118]

Planification et simulations de traitement virtuel : Le logiciel (primaire ou tiers) disponible avec les images de CBCT permet une planification virtuelle du traitement (pour la planification des implants, par exemple) qui peut être transférée sur le site chirurgical soit directement par l'utilisation d'une navigation guidée par l'image, soit indirectement par la construction de guides chirurgicaux18[,119]. Les guides chirurgicaux peuvent être une modification d'un stent d'imagerie de laboratoire ou être créés à l'aide d'un prototypage rapide. Le prototypage rapide est un groupe de techniques utilisées pour fabriquer rapidement un modèle à l'échelle d'une pièce ou d'un assemblage physique en utilisant des données de conception assistée par ordinateur (CAO) en trois dimensions.

La construction de la pièce ou de l'assemblage se fait généralement à l'aide de l'impression 3D ou de la technologie de "fabrication par couche additive". Les applications du prototypage rapide en dentisterie comprennent la production d'un modèle de taille réelle et dimensionnellement précis d'une structure anatomique.

Ces modèles sont utilisés pour des chirurgies simulées de nombreuses situations orales et maxillo-faciales complexes, comme les traumatismes, la résection de tumeurs, l'ostéogenèse par distraction et, plus communément, les implants dentaires. Ces modèles permettent d'inculquer au praticien un niveau de confiance élevé au préalable et de réduire le temps de chirurgie et d'anesthésie. [63,120]

La tomographie assistée par ordinateur à faisceau conique et la tomographie assistée par ordinateur

- Le coût de l'équipement est environ 3 à 5 fois inférieur à celui du scanner médical traditionnel
- L'équipement est sensiblement plus léger et plus petit
- Les CBCT ont une meilleure résolution spatiale (c'est-à-dire des pixels plus petits)
- Aucune exigence électrique particulière n'est nécessaire
- Aucun renforcement du sol n'est nécessaire, car la plupart des CTF sont fixées au mur
- Très facile à utiliser et à entretenir ; peu de formation de technicien est nécessaire
- Certains fabricants et vendeurs de faisceaux coniques se consacrent au marché dentaire. Cela permet de mieux apprécier les besoins du dentiste.
- Dans la majorité des CBCT, le patient est assis, par rapport à une position couchée dans une unité de CT médical. Cette caractéristique, associée à la conception ouverte des CBCT, élimine pratiquement la claustrophobie et améliore considérablement le confort et l'acceptation du patient. La position verticale est également considérée par beaucoup comme fournissant une image plus réaliste des positions condyliennes pendant un examen de l'ATM, ouvrant ainsi des possibilités d'imagerie en temps réel.
- Le coût réduit de l'appareil peut être répercuté sur le patient sous la forme d'une réduction des frais
- Les deux mâchoires peuvent être imagées en même temps
- La dose de radiation est considérablement inférieure à celle d'un scanner médical
- La sélection du protocole (par exemple, l'épaisseur de la tranche) est parfois difficile avec la CT par rapport à la   CBCT
- Les artefacts métalliques ou la pulvérisation de métal sont beaucoup moins importants dans le CBCT que dans le CT. Il est donc possible d'utiliser des marqueurs de localisation pour le marquage de précision

- La CBCT est principalement utilisée dans la région du visage pour la planification des implants, et elle obtient des résultats beaucoup plus élevés à tous les égards que la CT.

- Le seul inconvénient que la CBCT présente par rapport à la tomodensitométrie est probablement la mesure de la densité en "unités Hounsfield". CT

- Donne des unités Hounsfield précises par rapport à la CBCT, ce qui, en raison de la nature de l'imagerie volumétrique, la rend imprécise et la lecture obtenue est une moyenne de l'ensemble du volume de la section .

- Enfin, à notre avis, le CBCT bat le CT dans le squelette facial (en raison de la nature complexe de l'anatomie et de la conception de la machine) alors que dans toutes les autres régions, le CT peut avoir l'avantage.

Table 1.

Technical characteristics of some commercially available CBCT devices.

CBCT Machine	Availability of Pan and Ceph	FOV available (height x diameter in cm)	Voxel size (mm)	Manufacturer	Exposure time (seconds)
Veraviewepocs 3D R100	Yes	4 x 4, 4 x 8, 8 x 5, 8 x 8, 10 x 5,10 x 8	0.125	J. Morita, Japan	42834
Galileos comfort plus	Yes	15.4 cm spherical	0.25 / 0.125	Sirona Dental Systems, Germany	2-5
i-CAT FLX	Yes	4 x 16, 6 x 16, 8 x 8, 8 x 16, 10 x 16, 11 x16, 13 x 16 Extended Field of View:17 x 23	0.125 - 4	Imaging Sciences Int'l, USA	4.8, 8.9, 14.7, 17.8 or 26.9
KaVo OP300 Maxio	Yes	5 x 5, 6.1 x 7.8, 7.8 x 7.8,7.8 x 15, 13 x 15	0.085 -0.420	KaVo, Germany	1.2 - 9
NewTom 5G	Yes	6 x 6, 8 x 8, 12 x 8, 15 x 5, 15 x 12, 18 x 16	0.075 - 0.250	QR, Inc. Verona, Italy	18 to 36
PreXion3D Eclipse 3D	Yes	8.1 x 7.5, 11.3 x 7.2	0.15	PreXion, Inc.	43344
Planmeca ProMax 3D s	Yes	8 x 8, 8 x 5, 5 x 8, 5 x 5 Stitched volume 14 x 10.5 x 8	0.075 -0.400	Planmeca OY, Helsinki, Finland	7.5-27
3D CBCT	No	5 x 5, 6.1 x 7.8, 7.8 x 7.8, 7.8 x 15, 13 x 15	0.085- 0.420	Soredex , Helsinki, Finland	42979
9300 3D	Yes	5 x 5, 8 x 8, 10 x 5, 10 x 10, 17 x 6, 17 x 11, 17 x 13.5	0.090 -0.500	Carestream Health, Rochester, USA	47088
Gendex GXDP-70	Yes	6.1 x 4.1, 6.1 x 7.8	0.085 -0.300	Gendex Dental Systems	2.3 - 12.6
Papaya 3D Plus	Yes	4 x 5, 7 x 7, 8 x 8, 14 x 8, 14 x 14	0.075 -0.400	Genoray America Inc	42923
Hyperion X9	Yes	5 x 5, 8 x 5, 8 x 8, 11 x 5, 11 x 8, 11 x 13	0.075	MyRay	18
PaX-Reve3D	Yes	5 x 5, 8 x 6, 12 x 8, 15 x 15, 15 x 19	0.08 - 0.25	Vatech Korea	15 / 24

CONCLUSION

Le CBCT est désormais un outil de diagnostic bien accepté pour les soins aux patients dentaires. Les changements de conception dans l'évolution des scanners CBCT contemporains comprennent la réduction de la taille des unités et des modifications permettant au patient de s'asseoir ou de se tenir debout pendant le scan au lieu d'avoir à être scanné en position couchée. Parallèlement à ces changements de conception, de meilleurs dispositifs de stabilisation de la tête et du menton du patient ont été produits. [121] Les modifications mécaniques comprenaient le passage à des détecteurs au silicium à écran plat plus petits, offrant une meilleure qualité d'image par rapport aux détecteurs à intensificateur d'image plus volumineux, encombrants et finalement plus coûteux.

Il existe des preuves solides qui suggèrent que l'imagerie par CBCT pourrait remplacer l'imagerie 2D conventionnelle.

L'imagerie 2D a aidé efficacement la dentisterie et ne manquera pas de le faire dans un avenir proche. L'imagerie CBCT a dépassé les obstacles de l'imagerie 2D, offrant aux praticiens des images de haute qualité, d'une résolution submillimétrique, avec un temps de balayage court et une faible dose de radiation. [69] Comme cet équipement est devenu un accompagnement du dentiste, la dépendance à l'égard des estimations fondées sur la pratique sera remplacée, ce qui profitera à la fois au patient et au dentiste. D'énormes possibilités sont disponibles pour d'autres applications et doivent être explorées, du diagnostic au guidage par image des procédures dentaires.

Lorsqu'on envisage un tel changement de stratégie d'imagerie, la dose et les coûts doivent être pris en considération, en particulier chez les enfants. [13,120] Il faut tenir compte du fait que la plupart des études de CBCT sont plus faciles à réaliser dans un cabinet dentaire par rapport à une série de radiographies de la bouche entière, ou peut-être même une radiographie panoramique avec des morsures et des images périapicales sélectionnées. Toutefois, l'utilisation de la CBCT chez les enfants devrait être justifiée selon les cas, de telle sorte que son application l'emporte sur les risques potentiels d'exposition aux radiations et que tous les principes de base devraient apparemment être respectés. [81]

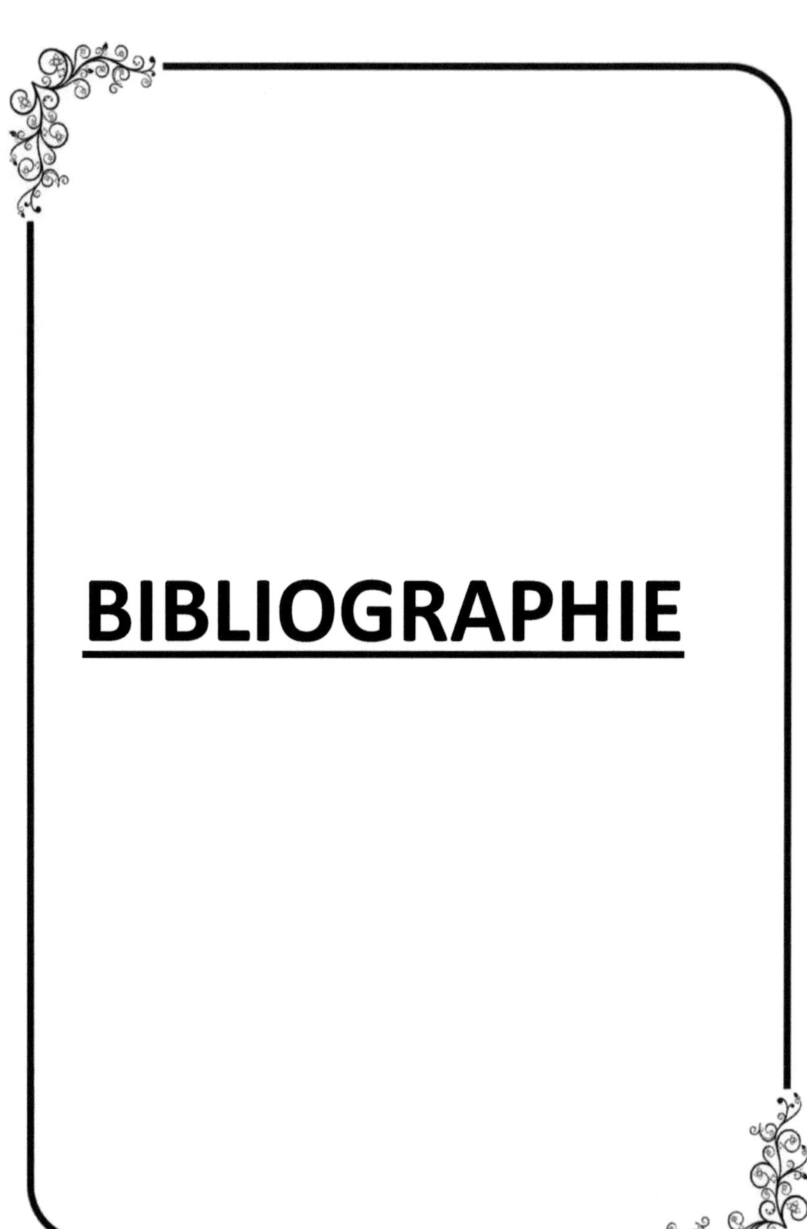

<u>BIBLIOGRAPHIE</u>

BIBLIOGRAPHIE

1. Venkatesh E, Elluru SV. La tomographie par ordinateur à faisceau conique : bases et applications en dentisterie. Journal de la faculté de dentisterie de l'université d'Istanbul. 2017 Dec 2;51(3 Suppl 1):102-21

2. Vandenberghe B, Jacobs R, Bosmans H. Modern dental imaging : a review of the current technology and clinical applications in dental practice. Radiologie européenne. 2010 Nov 1;20(11):2637-55.

3. Mozzo P, Procacci C, Tacconi A, Martini PT, Andreis IB. Un nouvel appareil de tomographie volumétrique pour l'imagerie dentaire basé sur la technique du faisceau conique : résultats préliminaires. Radiologie européenne. 1998 Nov 1;8(9):1558-64.

4. Arai T, Limbong D, Otake T, Tsukamoto K. Metamorphosis and inshore migration of tropical eels Anguilla spp. in the Indo-Pacific. Série sur les progrès de l'écologie marine. 1999 Jun 11;182:283-93.

5. Boeddinghaus R, Whyte A. Current concepts in maxillofacial imaging. Journal européen de radiologie. 2008 Jun 1;66(3):396-418.

6. Scarfe WC, Farman AG. Qu'est-ce que la tomographie à faisceau conique et comment fonctionne-t-elle ? Dental Clinics of North America. 2008 Oct 1;52(4):707-30.

7. Shintaku WH, Venturin JS, Azevedo B, Noujeim M. Applications de la tomographie par ordinateur à faisceau conique dans les fractures du complexe maxillo-facial. Traumatologie dentaire. 2009 Aug;25(4):358-66.

8. Nemtoi A, Czink C, Haba D, Gahleitner A. Cone beam CT : un aperçu actuel des appareils. Radiologie dentomaxillo-faciale. 2013 Jun 29;42(8):20120443.

9. Wallace MJ, Kuo MD, Glaiberman C, Binkert CA, Orth RC, Soulez G, Comité d'évaluation technologique de la Société de radiologie interventionnelle. CT tridimensionnel à faisceau conique avec bras en C : applications dans le domaine de

la radiologie interventionnelle. Journal of Vascular and Interventional Radiology. 2008 Jun 1;19(6):799-813.

10. Bagla S, Rholl KS, Sterling KM, van Breda A, Papadouris D, Cooper JM, van Breda A. Utilité de la tomodensitométrie à faisceau conique pour l'embolisation de l'artère prostatique. Journal of Vascular and Interventional Radiology. 2013 Nov 1;24(11):1603-7.

11. Benndorf G, Claus B, Strother CM, Chang L, Klucznik RP. Augmentation de l'ouverture cellulaire et prolapsus des entretoises d'un stent neuroforme dans un système vasculaire courbe : valeur de la tomographie angiographique assistée par ordinateur : rapport technique. Neurochirurgie opératoire. 2006 Apr 1;58(suppl_4):ONS-E380.

12. Georgiades CS, Hong K, Geschwind JF, Liddell R, Syed L, Kharlip J, Arepally A. L'utilisation complémentaire de la tomodensitométrie à l'arceau peut éliminer une défaillance technique dans le prélèvement des veines surrénales. Journal of Vascular and Interventional Radiology. 2007 Sep 1;18(9):1102-5.

13. Walker L, Enciso R, Mah J. Three dimensional localization of maxillary canines with cone-beam computed tomography. Revue américaine d'orthodontie et d'orthopédie dento-faciale. 2005 Oct 1;128(4):418-23.

14. Katsumata A, Fujishita M, Maeda M, Ariji Y, Ariji E, Langlais RP. Evaluation 3D-CT de l'asymétrie faciale. Chirurgie orale, médecine orale, pathologie orale, radiologie orale et endodontologie. 2005 Feb 1;99(2):212-20.

15. Akdeniz BG, Gröndahl HG, Magnusson B. Accuracy of proximal caries depth measurements : comparison between limited cone beam computed tomography, storage phosphor and film radiography. Recherche sur les caries. 2006;40(3):202-7.

16. da Silveira HL, Silveira HE, Liedke GS, Lermen CA, Dos Santos RB, De Figueiredo JA. Capacité diagnostique de la tomographie assistée par ordinateur pour évaluer la

résorption radiculaire externe in vitro. Radiologie dentomaxillo-faciale. 2007 Oct;36(7):393-6.

17. Kwong JC, Palomo JM, Landers MA, Figueroa A, Hans MG. Qualité d'image produite par différents réglages de la tomographie assistée par ordinateur à faisceau conique. American Journal of Orthodontics and Dentofacial Orthopedics. 2008 Feb 1;133(2):317-27.

18. Liu DG, Zhang WL, Zhang ZY, Wu YT, Ma XC. Localisation des canines maxillaires touchées et observation de la résorption des incisives adjacentes par tomographie assistée par ordinateur à faisceau conique. Chirurgie buccale, médecine buccale, pathologie buccale, radiologie buccale et endodontologie. 2008 Jan 1;105(1):91-8.

19. Ludlow JB, Gubler M, Cevidanes L, Mol A. Precision of cephalometric landmark identification : cone-beam computed tomography vs conventional cephalometric views. American Journal of Orthodontics and Dentofacial Orthopedics. 2009 Sep 1;136(3):312-e1.

20. Alqerban A, Jacobs R, Fieuws S, Nackaerts O, Willems G, consortium du projet SEDENTEXCT. Comparaison de 6 systèmes de tomographie assistée par ordinateur à faisceau conique pour la qualité de l'image et la détection de la résorption radiculaire externe simulée induite par l'impaction canine dans les incisives latérales maxillaires. American Journal of Orthodontics and Dentofacial Orthopedics. 2010 Sep 1;140(3):e129-39

21. Leuzinger M, Dudic A, Giannopoulou C, Kiliaridis S. Root-contact evaluation by panoramic radiography and cone-beam computed tomography of super-high resolution. American Journal of Orthodontics and Dentofacial Orthopedics. 2010 Mar 1;137(3):389-92.

22. Alqerban A, Jacobs R, Fieuws S, Willems G. Comparison of two cone beam computed tomographic systems versus panoramic imaging for localization of

impacted maxillary canines and detection of root resorption. The European Journal of Orthodontics. 2011 Feb 1;33(1):93-102.

23. Librizzi ZT, Tadinada AS, Valiyaparambil JV, Lurie AG, Mallya SM. Tomographie par ordinateur à faisceau conique pour détecter les érosions de l'articulation temporomandibulaire : effet du champ de vision et de la taille des voxels sur l'efficacité du diagnostic et la dose efficace. American Journal of Orthodontics and Dentofacial Orthopedics. 2011 Jul 1;140(1):e25-30.

24. El-Beialy AR, Fayed MS, El-Bialy AM, Mostafa YA. Précision et fiabilité des mesures de la tomographie par ordinateur à faisceau conique : Influence de l'orientation de la tête. American Journal of Orthodontics and Dentofacial Orthopedics. 2011 Aug 1;140(2):157-65.

25. Nguyen E, Boychuk D, Orellana M. Accuracy of cone-beam computed tomography in predicting the diameter of unerupted teeth. American Journal of Orthodontics and Dentofacial Orthopedics. 2011 Aug 1;140(2):e59-66.

26. Chang ZC, Hu FC, Lai E, Yao CC, Chen MH, Chen YJ. Erreurs d'identification importantes sur les céphalogrammes dérivés de la tomographie par ordinateur à faisceau conique et les céphalogrammes numériques conventionnels. American Journal of Orthodontics and Dentofacial Orthopedics. 2011 Dec 1;140(6):e289-97

27. Gribel BF, Gribel MN, Frazão DC, McNamara Jr JA, Manzi FR. Précision et fiabilité des mesures craniométriques sur la céphalométrie latérale et des mesures 3D sur les scanners de la CBCT. L'orthodontiste d'angle. 2011 Jan;81(1):26-35.

28. Prins R, Dauer LT, Colosi DC, Quinn B, Kleiman NJ, Bohle GC, Holohan B, Al-Najjar A, Fernandez T, Bonvento M, Faber RD. Réduction significative de la dose oculaire de la tomographie par ordinateur à faisceau conique dentaire (CBCT) grâce à l'utilisation de lunettes au plomb. Chirurgie orale, médecine orale, pathologie orale, radiologie orale et endodontologie. 2011 Oct 1;112(4):502-7.

29. Quereshy FA, Barnum G, Demko C, Horan M, Palomo JM, Baur DA, Jannuzzi J. Use of cone beam computed tomography to volumetrically assess alveolar cleft defects - Preliminary results. Journal of Oral and Maxillofacial Surgery. 2012 Jan 1;70(1):188-91.

30. Allareddy V, Vincent SD, Hellstein JW, Qian F, Smoker WR, Ruprecht A. Incidental findings on cone beam computed tomography images. Revue internationale de dentisterie. 2012;2012.

31. Chiang CC, Jeffres MN, Miller A, Hatcher DC. Évaluation tridimensionnelle des voies respiratoires chez 387 sujets d'une clinique orthodontique universitaire à l'aide de la tomographie par ordinateur à faisceau conique. L'orthodontiste d'angle. 2012 Jun 4;82(6):985-92.

32. Al Najjar A, Colosi D, Dauer LT, Prins R, Patchell G, Branets I, Goren AD, Faber RD. Comparaison des doses équivalentes de rayonnement pour les adultes et les enfants provenant de deux appareils de tomographie informatisée à faisceau conique dentaire. American Journal of Orthodontics and Dentofacial Orthopedics. 2013 Jun 1;143(6):784-92.

33. Akyalcin S, English JD, Abramovitch KM, Rong XJ. Mesure de la dose cutanée à partir de l'imagerie par tomographie assistée par ordinateur à faisceau conique. Médecine de la tête et du visage. 2013 Dec;9(1):28.

34. Van Acker JW, Martens LC, Aps JK. Cone-beam computed tomography in pediatric dentistry, a retrospective observational study. Investigations bucco-dentaires cliniques. 2015 Jun 1;20(5):1003-10.

35. Fernandes TM, Adamczyk J, Poleti ML, Henriques JF, Friedland B, Garib DG. Comparaison entre le rendu volumétrique 3D et les coupes multiplanaires sur la fiabilité des mesures linéaires sur les images de CBCT : une étude in vitro. Journal of Applied Oral Science. 2015 Feb;23(1):56-63.

36. İşman Ö, Yılmaz HH, Aktan AM, Yilmaz B. Indications pour la tomographie par ordinateur à faisceau conique chez les enfants et les jeunes patients d'une sous-population turque. Revue internationale de dentisterie pédiatrique. 2017 mai;27(3):183-90.

37. Yepes JF, Booe MR, Sanders BJ, Jones JE, Ehrlich Y, Ludlow JB, Johnson B. Pediatric phantom dosimetry of Kodak 9000 cone-beam computed tomography. Dentisterie pédiatrique. 2017 May 15;39(3):229-32.

38. Becerra P, Ricucci D, Loghin S, Gibbs JL, Lin LM. Étude histologique d'une prémolaire permanente immature humaine présentant un abcès apical chronique après revascularisation/revitalisation. Journal d'endodontie. 2018 Jan 1;40(1):133-9.

39. Kadesjö N, Lynds R, Nilsson M, Shi XQ. Dose de rayonnement lors de l'examen radiologique des chiens touchés : CT à faisceau conique vs imagerie bidimensionnelle. Radiologie dentomaxillo-faciale. 2018 Feb;47(xxxx):20170305.

40. Doğan MS, Callea M, Kusdhany LS, Aras A, Maharani DA, Mandasari M, Adiatman M, Yavuz I. The evaluation of root fracture with cone beam computed tomography (CBCT) : an epidemiological study. Journal de dentisterie clinique et expérimentale. 2018 Jan;10(1):e41.

41. Ngo CT, Fishman LS, Rossouw PE, Wang H, Said O. Corrélation entre la radiographie panoramique et la tomographie assistée par ordinateur à faisceau conique pour l'évaluation des canines à impact maxillaire. L'orthodontiste d'angle. 2018 Mar 23;88(4):384-9.

42. EzEldeen M, Wyatt J, Al-Rimawi A, Coucke W, Shaheen E, Lambrichts I, Willems G, Politis C, Jacobs R. Use of CBCT Guidance for Tooth Autotransplantation in Children. Journal de la recherche dentaire. 2019 Avr;98(4):406-13.

43. Selvakumar H, Anandhan V, Thomas E, Swaminathan K, Vijayakumar R. Evaluation du transport par canal et de la capacité de centrage de la K 3 (0,02%) et de la K 3 (0,04%) avec des limes K manuelles dans les dents primaires à l'aide de la

tomographie informatisée en spirale. Journal of Indian Society of Pedodontics and Preventive Dentistry. 2019 Oct 1;32(4):286.

44. Mirhosseini F, Tabrizizadeh M, Nateghi N, Rad ES, Derafshi A, Ahmadi B, Daneshvar M. Evaluation of Root Canal Anatomy in Mandibular Incisors Using CBCT Imaging Technique in an Iranian Population. Journal of Dentistry. 2019 mars;20(1):24.

45. Valerio CS, Manzi FR. Reproductibilité des mesures tomographiques par ordinateur à faisceau conique des plaques osseuses et du septum interdentaire dans la mandibule antérieure. La science de l'imagerie en dentisterie. 2019 Mar 1;49(1):9-17.

46. Robb RA. Le reconstructeur spatial dynamique : un scanner CT vidéo-fluoroscopique à rayons X pour l'imagerie volumique dynamique des organes en mouvement. Transactions de l'IEEE sur l'imagerie médicale. 1982 Jul;1(1):22-33.

47. Cho PS, Johnson RH, Griffin TW. CT à faisceau conique pour les applications de radiothérapie. Phys Med Biol 1995;40:1863-83.

48. Ning R, Chen B. Cone beam volume CT mammographic imaging : feasibility study. En :
Antonuk LE, Yaffe MJ, rédacteurs. Imagerie médicale 2001 : la physique de l'imagerie médicale
actes de SPIE. vol. 4320. San Diego (CA) : CA SPIE ; 2001. p. 655-64.

49. Feldkamp LA, Davis LC, Kress JW. Algorithme pratique de faisceau conique. Josa a. 1984 Jun 1;1(6):612-9.

50. Grangeat P. Cadre mathématique de la reconstruction 3D par faisceau conique via la dérivée première de la transformée de Radon. InMéthodes mathématiques en tomographie 1991 (pp. 66-97). Springer, Berlin, Heidelberg.

51. Horner K, O'Malley L, Taylor K, Glenny AM. Lignes directrices pour l'utilisation clinique de la CBCT : une révision. Radiologie dentomaxillo-faciale. 2014 Nov 5;44(1):20140225.

52. Stuart C. White et Michael J. Pharoah. Principes et interprétation de la radiologie orale. 7e éd. Elsevier : Mosby ; 2014. 202 p

53. R Pauwels, K Araki, J H Siewerdsen et S S Thongvigitmanee. Aspects techniques de la CBCT dentaire : état de l'art. Dentomaxillofacial Radiology 2015,44,20140224.doi:10.1259/dmfr.20140224

54. William C. Scarfe et Allan G. Farman. Qu'est-ce que la tomographie par ordinateur à faisceau conique et comment fonctionne-t-elle ? Dent Clin N Am 52 (2008) 707-730.

55. Rika Baba, Yasutaka Konno, Ken Ueda et Shigeyuki Ikeda. Comparaison entre un détecteur à écran plat et un détecteur à intensificateur d'image pour la tomographie à faisceau conique. Computerized Medical Imaging and Graphics 26 (2002) 153-158.

56. Kavitha Srinivasan, Mohammad Mohammadi et Justin Shepherd. Applications de la tomographie par ordinateur à faisceau conique en kilovoltage monté sur ligne dans la radiothérapie moderne : Une revue. Pol J Radiol, 2014 ; 79:181-193. DOI : 10.12659/PJR.890745

57. J B Ludlow, R Timothy, C Walker, et. al. Effective dose of dental CBCT-a meta analysis of published data and additional data for nine CBCT units. Dentomaxillofac Radiol 2015 ; 44 : 20140197.

58. Anni Suomalainen, Elmira Pakbaznejad Esmaeili & Soraya Robinson. Imagerie dentomaxillo-faciale avec vues panoramiques et scanner à faisceau conique. Insights Imaging (2015) 6:1-16.

59. George Puthenpurayil John, Tatu Elenjickal Joy, Justin Mathew, Vinod R. B. Kumar. Principes fondamentaux de la tomographie assistée par ordinateur à faisceau

conique pour un prosthodontiste. The Journal of Indian Prosthodontic Society 2015 ; 15(1) : 8-13.

60. Pauwels R. Cone beam CT for dental and maxillofacial imaging : dose matters. Radiat Prot Dosimetry 2015;165:156-161.

61. Andrade ME, Khoury HJ, Nascimento Neto JB, Kramer R. Dosimetric evaluation of dental implant planning examinations with cone-beam computed tomography. Radiat Prot Dosimetry 2014;158:175-180.

62. Dula K, Benic GI, Bornstein M, Dagassan-Berndt D, Filippi A, Hicklin S, et al. SADMFR Guidelines for the Use of Cone-Beam Computed Tomography/Digital Volume Tomography. Swiss Dent J 2015;125:945- 953.

63. Davies J, Johnson B, Drage N. Effective doses from cone beam CT investigation of the jaws. Dentomaxillofac Radiol 2012;41:30-36.

64. Olszewski R, Frison L, Wisniewski M, Denis JM, Vynckier S, Cosnard G, et al. Reproductibilité des points de repère céphalométriques tridimensionnels en tomographie à faisceau conique et à faible dose. Clin Oral Investig 2013;17:285-292.

65. Hofmann E, Schmid M, Sedlmair M, Banckwitz R, Hirschfelder U, Lell M. Comparative study of image quality and radiation dose of cone beam and low-dose multislice computed tomography-an in-vitro investigation. Clin Oral Investig 2014;18:301-311.

66. Khoury HJ, Andrade ME, Araujo MW, Brasileiro IV, Kramer R, Huda A. Étude dosimétrique des examens de la mandibule effectués à l'aide de trois tomographes à faisceau conique. Radiat Prot Dosimetry 2015;165:162-165.

67. Lukat TD, Wong JC, Lam EW. Dosimétrie d'imagerie de l'articulation temporo-mandibulaire par tomodensitométrie à faisceau conique à petit champ de vision. Dentomaxillofac Radiol 2013;42:20130082.

68. Oliveira MVL, Andrade MEA, Batista WO, Campos PSF. Doses cutanées sur la lentille pour l'examen de l'articulation temporo-mandibulaire en tomographie assistée par ordinateur à faisceau conique. Braz. Arch Biol Technol 2015;58:886-890

69. CIPR. Les recommandations 2007 de la Commission internationale de protection radiologique : Publication 103 de la CIPR. Annales de la CIPR 2007;37:1-332.

70. Qu XM, Li G, Ludlow JB, Zhang ZY, Ma XC. Dose de rayonnement efficace du scanner de tomographie informatisée à faisceau conique ProMax 3D avec différents protocoles dentaires. Oral Surg Oral Med Oral Pathol Oral Radiol Endod 2010;110:770-776

71. Ali AS, Fteita D, Kulmala J. Comparison of physical quality assurance between Scanora 3D and 3D Accuitomo 80 dental CT scanners. Libyan J Med 2015;18:28038

72. Aps JK. La tomographie assistée par ordinateur à faisceau conique en dentisterie pédiatrique : aperçu de la littérature récente. Archives européennes de dentisterie pédiatrique. 2013 Jun 1;14(3):131-40.

73. Qu XM, Li G, Sanderink GCH, Zhang ZY, Ma XC. Réduction de la dose de tomodensitométrie à faisceau conique pour l'ensemble des régions buccales et maxillo-faciales avec collets thyroïdiens. Radiol dentomaxillo-facial. 2012 ; 41:373-8.

74. Farman AG, Scarfe WC. Les bases de la tomographie informatisée à faisceau conique maxillo-facial. InSeminars in Orthodontics 2009 Mar 1 (Vol. 15, No. 1, pp. 2-13). WB Saunders.

75. Nackaerts O, Maes F, Yan H, Couto Souza P, Pauwels R, Jacobs R. Analysis of intensity variability in multislice and cone beam computed tomography. Recherche clinique sur les implants buccaux. 2011 Aug;22(8):873-9.

76. Arai Y, Tammisalo E, Iwai K, et al : Développement d'un appareil compact de tomographie informatisée à usage dentaire. Dentomaxillofac Radiol 28:245, 1999

77. Kunihiko S, Kazuo Y, Kan U, et al : Développement du modèle de système de tomographie par ordinateur à rayons X à faisceau conique dentomaxillo-facial CB MercuRay. Medix 37:40, 2002

78. Hatcher DC, Dial C, Mayorga C : CT à faisceau conique pour l'évaluation préchirurgicale des sites d'implantation. J Calif Dent Assoc 31:825, 2003

79. Coşkun İ, Kaya B. La tomographie assistée par ordinateur à faisceau conique en orthodontie. Journal turc d'orthodontie. 2018 Jun;31(2):55.

80. Mah JK, Huang JC, Choo H. Applications pratiques de la tomographie par ordinateur à faisceau conique en orthodontie. J Am Dent Assoc 2010 ; 141 Suppl 3 : 7S-13S

81. Silva MA, Wolf U, Heinicke F, Bumann A, Visser H, Hirsch E. Cone-beam computed tomography for routine orthodontic treatment planning : a radiation dose evaluation. Am J Orthod Dentofacial Orthop 2008 ; 133 : 640.e1-5

82. Silva MA, Wolf U, Heinicke F, Bumann A, Visser H, Hirsch E. Cone-beam computed tomography for routine orthodontic treatment planning : a radiation dose evaluation. Am J Orthod Dentofacial Orthop 2008 ; 133 : 640.e1-5

83. Hechler SL. CT à faisceau conique : applications en orthodontie. Dent Clin North Am 2008 ; 52 : 809-23

84. Hechler SL. CT à faisceau conique : applications en orthodontie. Dent Clin North Am 2008 ; 52 : 809-23

85. Miles PG, Vig PS, Weyant RJ, Forrest TD, Rockette HE Jr. Structure cranio-faciale et syndrome d'apnée obstructive du sommeil : analyse qualitative et méta-analyse de la littérature. Am J Orthod Dentofacial Orthop 1996 ; 109 : 163-72.

86. Aboudara CA, Hatcher D, Nielsen IL, Miller A. Une évaluation tridimensionnelle des voies aériennes supérieures chez les adolescents. Orthod Craniofac Res 2003 ; 6 Suppl 1 : 173-5

87. El H, Palomo JM. Volume des voies aériennes pour différents modèles de squelette dento-facial. Am J Orthod Dentofacial Orthop 2011 ; 139 : e511-21.

88. Acar B, Kamburoğlu K. Utilisation de la tomographie par ordinateur à faisceau conique en parodontologie. Revue mondiale de radiologie. 2014, 28 mai ; 6(5):139.

89. du Bois AH, Kardachi B, Bartold PM. Y a-t-il un rôle pour l'utilisation de la tomographie volumétrique à faisceau conique en parodontologie ? *Aust Dent J* 2012 ; **57** Suppl 1 : 103-108

90. Newman M, Takei HH, Carranza FA. Parodontologie clinique. Dans : Carranza FA, Takei HH. Aides radiographiques dans le diagnostic de la maladie parodontale. Philadelphie : W.B. Saunder Company, 2002 : 454-468

91. Gomes-Filho IS, Sarmento VA, de Castro MS, da Costa NP, da Cruz SS, Trindade SC, de Freitas CO, de Santana Passos J. Radiographic features of periodontal bone defects : evaluation of digitized images. *Dentomaxillofac Radiol* 2007 ; **36**:256-262

92. Ozmeric N, Kostioutchenko I, Hägler G, Frentzen M, Jervøe- Storm PM. Tomographie par ordinateur à faisceau conique pour l'évaluation de l'espace des ligaments parodontaux : étude in vitro sur un modèle de dent artificielle. *Clin Oral Investig* 2008 ; **12** : 233-239

93. Mohan R, Singh A, Gundappa M. Three-dimensional imaging in periodontal diagnosis - Utilization of cone beam computed tomography. *J Indian Soc Periodontol* 2011 ; **15** : 11-17

94. Noujeim M, Prihoda T, Langlais R, Nummikoski P. Evaluation de la tomographie informatisée à faisceau conique haute résolution dans la détection des lésions osseuses interradiculaires simulées. *DentomaxillofacRadiol* 2009 ; **38** : 156-162

95. Kiarudi AH, Eghbal MJ, Safi Y, Aghdasi MM, Fazlyab M. The applications of cone-beam computed tomography in endodontics : a review of literature. Revue iranienne d'endodontie. 2015;10(1):16.

96. Durack C, Patel S. Tomographie assistée par ordinateur à faisceau conique en endodontie. Braz Dent J.   2012;23(3):179-91.

97. Patel S, Dawood A, Ford TP, Whaites E. The potential applications of cone beam computed tomography in the management of endodontic problems. Int Endod J. 2007;40(10):818-30.

98. Tyndall DA, Rathore S. Cone-beam CT applications diagnostiques : caries, évaluation de l'os parodontal et applications endodontiques. Dent Clin North Am. 2008;52(4):825-41, vii

99. Silva JA, de Alencar AH, da Rocha SS, Lopes LG, Estrela C. Contribution d'images tridimensionnelles pour l'évaluation des erreurs de procédure opératoire dans la thérapie endodontique et les implants dentaires. Braz Dent J. 2012;23(2):127-34.

100.   Webber RL, Messura JK. Comparaison in vivo des informations diagnostiques obtenues à partir de la tomographie assistée par ordinateur à ouverture réglée et des modalités d'imagerie radiographique dentaire conventionnelle. Oral Surg Oral Med Oral Pathol Oral Radiol Endod. 1999;88(2):239-47.

101.   Nance R, Tyndall D, Levin LG, Trope M. Identification des canaux radiculaires dans les molaires par tomographie à ouverture accordée. Int Endod J. 2000;33(4):392-6.

102.   Flores MT, Andersson L, Andreasen JO, Bakland LK, Malmgren B, Barnett F, Bourguignon C, DiAngelis A, Hicks L, Sigurdsson A, Trope M, Tsukiboshi M, von Arx T. Guidelines for the management of traumatic dental injuries. I. Fractures et luxations des dents permanentes. Dent Traumatol. 2007;23(2):66-71.

103.   Matherne RP, Angelopoulos C, Kulild JC, Tira D. Use of conebeam computed tomography to identify root canal systems in vitro. J Endod. 2008;34(1):87-9.

104.   Lofthag-Hansen S, Huumonen S, Grondahl K, Grondahl HG. CT à faisceau conique limité et radiographie intra-orale pour le diagnostic de la pathologie périapicale. Chirurgie buccale Med Oral Pathol Oral Radiol Endod. 2007;103(1):114-9.

105.   Dhillon JK, Kalra G. Tomographie assistée par ordinateur à faisceau conique : Un outil innovant en dentisterie pédiatrique. Journal de la dentisterie pédiatrique. 2013 1er mai;1(2):27.

106.   Zoremchhingi, Joseph T, Varma B, Mungara J. A study of root canal morphology of human primary molars using computerised tomography : Une étude *in vitro*. J Indian Soc Pedod Prev Dent 2005;23:7-12.

107.   Theodorakou, Chrysoula, *et al* "Paediatric organ and effective doses in dental cone beam computed tomography". Congrès mondial sur la physique médicale et le génie biomédical, 7-12 septembre 2009, Munich, Allemagne. Springer Berlin Heidelberg, 2009.

108.   Aboudara CA, Hatcher D, Nielsen IL, Miller A. Une évaluation tridimensionnelle des voies aériennes supérieures chez les adolescents. Orthod Craniofac Res 2003;6 Suppl 1:173-5.

109. Akdeniz BG, Gröndahl HG, Magnusson B. Précision des mesures de la profondeur des caries proximales : Comparaison entre la tomographie assistée par ordinateur à faisceau conique limité, le phosphore de stockage et la radiographie sur film. Caries Res 2006;40:202-7.

110. Appel TR, Baumann MA. Microscopie à résonance magnétique nucléaire à l'état solide démontrant l'anatomie dentaire humaine. Oral Surg Oral Med Oral Pathol Oral Radiol Endod 2002;94:256-61.

111. Idiyatullin D, Corum C, Moeller S, Prasad HS, Garwood M, Nixdorf DR. Imagerie par résonance magnétique dentaire : Rendre l'invisible visible. J Endod 2011;37:745-52

112. John GP, Joy TE, Mathew J, Kumar VR. Applications de la tomographie assistée par ordinateur à faisceau conique pour un prothésiste. The Journal of the Indian Prosthodontic Society. 2016 Janvier;16(1):3.

113. Worthington P, Rubenstein J, Hatcher DC. Le rôle de la tomographie assistée par ordinateur à faisceau conique dans la planification et la pose d'implants. J Am Dent Assoc 2010;141 Suppl 3:19S-24

114. Gulsahi A. Bone Quality Assessment for Dental Implants, Implant Dentistry - La discipline la plus prometteuse de la dentisterie. Dans : Prof. Ilser Turkyilmaz éditeur, ISBN : 978-953-307-481-8, InTech, 2011.

115. Heiland M, Pohlenz P, Blessmann M, Werle H, Fraederich M, Schmelzle R, *et al.* Navigué l'implantation après un transfert osseux microchirurgical en utilisant des ensembles de données de tomographie informatisée à faisceau conique acquises en per-opératoire. Int J Oral Maxillofac Surg 2008;37:70-5.

116. Parmar NR. Pose chirurgicale guidée d'un implant avec couronne Cad/CAM CEREC. Implant Trib 2013

117.   Sarment D. Three dimensional planning in maxillofacial reconstruction of large defects using cone beam tomography. Dans : Cone Beam Computed Tomography (Tomographie informatisée à faisceau conique) : Oral and Maxillofacial Diagnosis and Applications. 1ère éd. États-Unis : Wiley-Blackwell ; 2014. p. 109-26

118.   Yang F, Jacobs R, Willems G. Dental age estimation through volume matching of teeth imaged by cone-beam ct. Forensic Sci Int 2006;159 Suppl 1:S78-83.

119.   Abou-ElFetouh A, Barakat A, Abdel-Ghany K. Modèles de prototypes rapides guidés par ordinateur pour les ostéotomies segmentaires mandibulaires : Un rapport préliminaire. Int J Med Robot 2011;7(2):187-192

120.   Jayaratne YS, Zwahlen RA, Lo J, Tam SC, Cheung LK. Chirurgie maxillo-faciale assistée par ordinateur : Une mise à jour. Surg Innov 2010;17(3):217- 225.

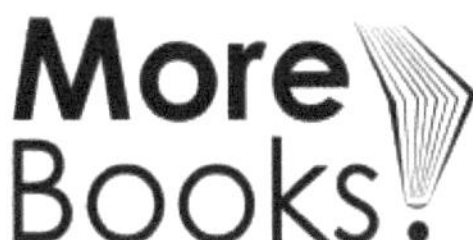

Books!

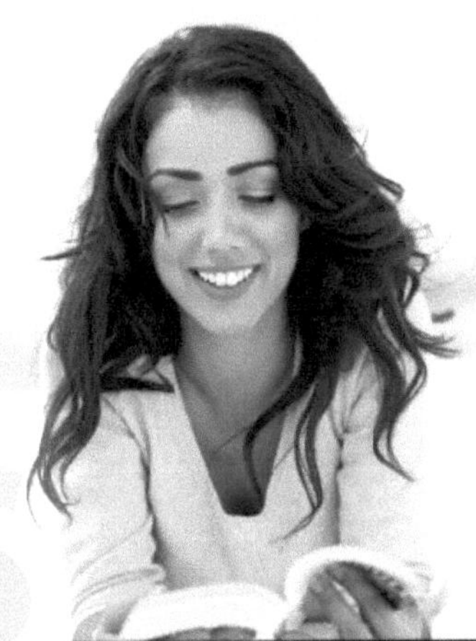

I want morebooks!

Buy your books fast and straightforward online - at one of world's fastest growing online book stores! Environmentally sound due to Print-on-Demand technologies.

Buy your books online at
www.morebooks.shop

Achetez vos livres en ligne, vite et bien, sur l'une des librairies en ligne les plus performantes au monde!
En protégeant nos ressources et notre environnement grâce à l'impression à la demande.

La librairie en ligne pour acheter plus vite
www.morebooks.shop

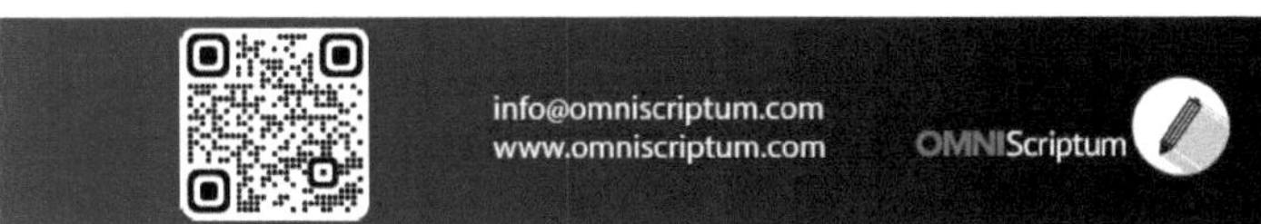

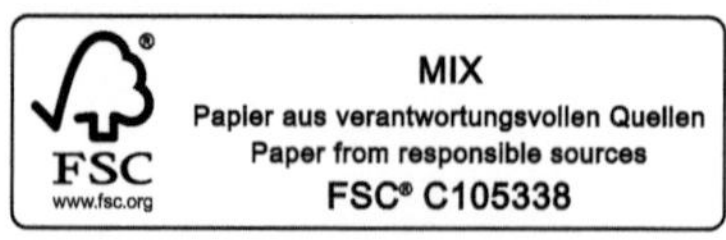

Printed by Books on Demand GmbH, Norderstedt / Germany